温病条辨临证精华

中医四大经典与临床实践丛书

李彩云 / 编著

周德生
李彩云 总主编

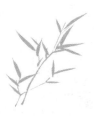

山西出版传媒集团 · 山西科学技术出版社

序

　　世俗多尊古，传授必有本。学术界把具有一定法则，经久不衰的千古名篇，必须学习的有原创性、代表性、典范性、权威性的重要著作称之为"经"；可以当作依据的书籍、高雅的文辞、标准的法则称之为"典"；经典就是经过历史选择出来的最有价值的书。医药为用，性命所系。中医经典即中医药文化中最优秀、最精华、最有价值的典范性著作。中医经典是经过时间淘漉和历史沉淀的中医药文化精品。

　　中医药的学术传统相当久远，产生了许多经典著作。"中医四大经典"是中医药史上有里程碑意义的四部经典巨著，是中医药学的符号象征，甚至被推崇为医门传授心法，对古代乃至现代中医药学有着巨大的指导作用与研究价值。一般将《黄帝内经》《难经》《伤寒杂病论》《神农本草经》看作"中医四大经典"，也有把《黄帝内经》《伤寒论》《金匮要略》《温病条辨》当作"中医四大经典"。我们采用第二种说法。《黄帝内经》是第一部关于生命的百科全书，分为《素问》和《灵枢》，奠基了中医药学的学术体系，并以此渗透、贯穿到中医药学领域的各个方面，用来解释人体生理、病理现象和指导疾病的预防、诊断、治疗等。《伤寒论》运用六经辨证阐述伤寒各阶段的辨脉、审证、论治、立方、用药规律等，理法方药俱全，奠定了辨证论治的基础。《金匮要略》开创了杂病的辨证论治体系，论述每种病证的不同证型和不同阶段的治疗，以及同病异治和异病同治的临床实践。《温病条辨》以三焦辨证为主干，同时参以六经辨证、卫气营血辨证，释明风温、温热、温疫、温毒、暑温、秋燥、冬温、温疟等病证的辨治，完善了外感热病理论。中医经典是现代中医药学之源，不仅提炼出中医基础理论，同样指导着中医临床学科。"中医四大经典"不仅是上医的言语尺度、学术交流的共同依附，也是中医临床的理论底子，构成一种宝贵的经验来源。

《素问·著至教论》提出熟诵、理解、辨析、洞明、践行五步"医道论"，可以作为中医经典学习方法。否则，"诵而未能解，解而未能别，别而未能明，明而未能彰，足以治群僚，不足治侯王"。《伤寒卒病论集》序曰"思求经旨，以演其所知"；《温病条辨》序言"进与病谋，退与心谋"，"究其文，通其义，化而裁之，推而行之"。这些训诫对于经典学习是有所裨益的。张元素云："仲景药为万世法，号群方之祖，治杂病若神。后之医者，宗内经法，学仲景心，可以为师矣！"

读经典得智慧，读经典得力行。阅读经典一方面是要"照着讲"，同时也要"接着讲"（冯友兰）。然而，历代中医经典读物的基本情况是，或者侧重于理论发挥，随文释义，失之高谈空泛无边；或者描述医家验案，证候甚简，乃至遵古重复套语自饰；均不切临床实际应用。我们基于多年的临床教学反馈，课程学习，初读经典，背诵几句而已；临证之后，再读经典，理解体会不同。从阅读经典中得到的领悟，是对临床思维的一种检验，从中感受到一种技精于艺的惊喜。因此，我们依托《黄帝内经》《伤寒论》《金匮要略》《温病条辨》"中医四大经典"临床教授，汰其繁枝，择其菁华，考其原旨，述其实证，编写这部《中医四大经典与临床实践丛书》4个分册。每本经典精选常用、实用、能用的反映其主干内容的原文，全部【原文】基本合成逻辑体系，【释义】中肯、恰当、正确，【临床应用】广泛、有效，有启发示范作用，每个条文【案例】有1~3个医案验证，案例来源多家名医或者期刊。

我们编写本丛书，宗旨是选择最少的原文阅读量，获得最全的理论知识，开启最深的临床领悟，掌握最实用的经典菁华。本书适合中医药院校师生、中医及中西医结合临床医师阅读，也适合中医药爱好者及中国传统文化爱好者阅读参考。

周德生　李彩云

前 言

　　《温病条辨》是中医学的经典书籍，是温病学派的代表作之一，一直是学习中医者必读之书，前人多把该书与《内经》《伤寒论》《金匮要略》并称为中医的"四大经典"，足见该书的重要性。

　　《温病条辨》的作者吴瑭，字鞠通，江苏淮阴人（1758-1836年），清代著名医家。他19岁时父亲因病去世，心中悲愤，以为"父病不知医，尚复何颜立天地间"，感到为人子而不懂得医学，就无法尽孝，于是立志学医。4年后，他的侄儿患了喉疾，请了大夫以后，使用冰硼散吹喉，可病情反而加重了，又请来几位大夫治了一番，竟然全身泛发黄疸而死。吴鞠通当时学医未成，深感痛心疾首，他的境遇竟与汉代张仲景感于宗族数百人死于伤寒而奋力钻研的情形极其相似。吴鞠通发奋读书，精究医术，终成温病大家。

　　《温病条辨》全书6卷，仿仲景《伤寒论》体例，立温病证治法238条；并于诸条之下自注自辨，书名"条辨"亦出于此。他在书中指出温病有9种，吴又可所说的瘟疫只是其中最具传染性的一种，另外还有8种温病，可以从季节及疾病表现上加以区分，这是对于温病很完整的一种分类方法。该书建立的温热学说体系，其特点是以三焦来区分温病整个发展过程的三个阶段，以此归纳病机转变，以分辨阴阳、水火的理论为主导思想，采用三焦辨证纲领，倡导养阴保液。在温热病的病机、辨证、论治、方药等方面，均有精辟论述。这种新的归类方法，十分适用于温热病体系的辨证和治疗，并确立了由上而下的正常三焦"顺传"途径，由此决定了治则："治上焦如羽，非轻不举；治中焦如衡，非平不安；治下焦如权，非重不沉。""三焦辨证"是在中医理论和辨证方法上的又一创举，与张仲景的六经辨证、叶天士的卫气营血辨证虽名称不同，但实际应用时相辅相成，互为羽翼。书中还列出了清络、清营、育阴等各种治法，仅上中下三焦就载入治法238个，含方198首，如辛凉平剂银翘散、辛凉轻剂桑菊饮、辛凉重剂白虎汤等，对温病用方卓有贡献。《温病条辨》的另一重大贡献，就是经精心化裁，为后人留下了许多优秀的实用方剂，像银翘散、桑菊饮、藿香正气散、清营汤、清宫汤、犀角地黄汤等等，现在临床使用的方剂，十之八九出自该书，故今精选其条文而成《温病条辨临证精华》一书，以飨中医读者。

本书采用清嘉庆癸酉年镌问心堂版《温病条辨》作为底本，上篇方剂部分是临床常用、疗效显著之方剂，以方名为题；下篇理论部分是对临床指导意义较大的理论阐述，以核心内容为题，均按所在篇章先后顺序排列，罗列原文，力求反映《温病条辨》的主干内容，符合其逻辑体系。书中对原方炮制、剂量、煎服法不做任何改动，保持原文原貌；条文末尾括号中标注该条文所在原文中的篇章及序号，以方便读者查找。在释义中，先直译条文，再结合吴鞠通的自注，适当添加一些说明，以使原文更易理解。在临床应用中，简述该方的功效、主治症候，并提出加减应用，以更好地结合临床。在案例中，选择古今医家典型的、有启发意义的医案1~3则，力求体现《温病条辨》的用药思路和特色，使读者在最短时间内学到《温病条辨》的精华，对"读经典，做临床"，进一步提高临床水平有所裨益。

虽然已尽全力，本书仍难免有不够确切之处，所以读者仍需参照原文，结合自己的临床实践来检验。

李彩云

2017年3月25日

目　录

方 剂 部 分

上焦篇

1.银翘散方

【原文】太阴风温、温热、温疫、冬温，初起恶风寒者，桂枝汤主之；但热不恶寒而渴者，辛凉平剂银翘散主之。温毒、暑温、湿温、温疟，不在此例。辛凉平剂银翘散方：连翘一两，银花一两，苦桔梗六钱，薄荷六钱，竹叶四钱，生甘草五钱，芥穗四钱，淡豆豉五钱，牛蒡子六钱。上杵为散，每服六钱，鲜苇根汤煎，香气大出，即取服，勿过煮。（上焦篇4）

【释义】温邪犯于手太阴肺经，不论发生于风温、温热、温疫、冬温，如初起时有较明显的怕风或怕冷症状，里热不明显的，治疗方法可以桂枝汤为主。如只发热而没有怕风、怕冷症状并有口渴的，治疗就须以辛凉平剂的银翘散为主。至于温毒、暑温、湿温、温疟等病，因病机有所不同，所以不能按上例治疗。

温病由于是感受温邪为患，所以对温邪初犯的表证忌用辛温发汗的方法，如误用发汗法，非但不能解除温邪，还会发生其他的变证。这是因为，温病初起病位在手太阴肺经，而辛温解表是用于寒邪犯于足太阳膀胱经的治法，误用就会对人体造成伤害。另一方面，温邪是从口鼻吸入而使人发病的，如仅用发汗解表的方法，也不能祛除吸入肺经的病邪，对于治疗并无益处。而且，汗又称为心液，如用辛温发汗而致汗出过多，就会伤及心阳。心是主宰人的思维意识活动的重要脏器，一旦受伤，必然会导致思维意识的错乱，从而发生说胡话、精神异常有如癫狂，甚至还会出现内闭外脱等危重的变证。再说，汗为人体五液之一，误用辛温发汗法，在伤及心阳的同时，汗出太多而耗伤了大量的阴液，也导致了人体阴液的不足。《伤寒论》说："尺脉微弱的人，为体内亏虚的表现，禁用汗法"，所说的意思是很明白的。前面之所以要先谈误汗伤心阳，是为了强调误汗所引起的后果中较严重的一种情况，并不是说误汗就不伤阴了。实际上，温病是最容易发生阴液损伤的，如误用药物后更进一步造成阴液的损伤，岂不是帮助病邪去加重病情吗？用辛温解表的方法治疗温病初起的表证，这是自古以来许多医家用治伤寒的方法来治温病的一种错误。

【临床应用】"温病忌汗"在临床上应从以下两方面解读：（1）吴氏此说的"汗"是指辛温发汗之法，即用麻、桂、羌、防之类发其汗，而不包括辛凉透邪的银翘、桑菊之类宣其表。（2）临床上温病所包括的范围甚广，病变过程复杂，所以在治疗上应灵活而用，辨证论治，不可死搬硬套。若患者感受温邪在表，表气郁闭而恶寒较著，或无汗者，当用微汗之法，适当配合辛温之品以发其汗，解其表，如银翘散中之淡豆豉、荆芥；暑温，但汗不出者新加香薷饮也。如清代医家王九峰所言："风温不可发汗，而亦宜微汗。"现代著名温病学家孟澍江教授亦有"温病有汗不用发汗，无汗则可小汗"之说。由此可见，"温病禁汗"为温病治疗之常法，而"温病小汗"为治疗之变法，知常才能达变也。

银翘散具有辛凉透表、清热解毒的功效，主治风温初起，证见发热无汗，或有汗不畅，微恶风寒，头痛口渴、咳嗽咽痛，舌尖红，苔薄白或薄黄，脉浮数。本证因外感风热所致，故用银花、连翘清热解毒，轻宣透表；薄荷辛凉解肌，荆芥、豆豉辛温解表；牛蒡子、桔梗、甘草解毒利咽；竹叶、芦根轻清透热。加减：渴甚者，为伤津较甚，加天花粉生津止渴；项肿咽痛者，系热毒较甚，加马勃、玄参清热解毒，利咽消肿；衄者，由热伤血络，去荆芥穗、淡豆豉之辛温，加白茅根、侧柏炭、栀子炭凉血止血；咳者，是肺气不利，加杏仁苦降肃肺以加强止咳之功；胸膈闷者，乃夹湿邪秽浊之气，加藿香、郁金芳香化湿，辟秽祛浊。

【案例】

1.王建敏医案：患儿蔡某，男，3岁2月，2015年2月23日初诊。患儿以流涕、咳嗽5天余就诊。患儿5天前受凉后出现流涕，量多、质稠、色黄绿，咳嗽频繁，痰少难咳，无发热，胃纳一般，夜寐尚安，小便短黄，大便如常，舌质红、苔白腻，心、肺（－）。诊断为感冒（风热袭表证），治以银翘散加减。药方：金银花6g、连翘6g、淡竹叶6g、荆芥6g、防风6g、蝉蜕3g、薄荷（后下）3g、苦杏仁6g、瓜蒌皮6g、炒牛蒡子6g、桔梗6g、生甘草6g、炒鸡内金6g、炙枇杷叶6g。3剂，水煎服，1日1剂。3天后复诊，患儿服药后流涕已无，咳嗽明显好转。继续服用2剂，感冒已愈。摘自：王建敏，杨雨蒙.银翘散在儿科临床应用举隅［J］.中医儿科杂志，2015，11（5）：15-18

2.王建敏医案：患儿李某，女，3岁6月，2015年3月2日初诊。患儿因咳嗽伴发热4天就诊。患儿4天前无明显诱因出现咳嗽、咳痰，量多，质稠，色黄，无咳喘，呼吸平稳，发热，T 38.7℃（肛温），胃纳欠佳，夜寐欠安，小便黄，大便1日1次，偏干，舌质红、苔白腻，心（－），两肺呼吸音粗，右肺底可闻及少许水泡音。血常规示：白细胞12.3×10⁹/L，C-反应蛋白（CRP）8.7mg/L。胸片：右肺感染性病变。以银翘散合麻杏石甘汤加减治疗。药用：金银花6g、连翘6g、黄芩6g、生石膏（先煎）20g、炙麻黄5g、苦杏仁6g、炙甘草3g、炒紫苏子6g、炒葶苈子（包煎）6g、炒莱菔子6g、炙款冬花6g、炙枇杷叶6g、僵蚕6g。5剂。水煎服，1日1剂。3月8日二诊：服上方后，发热已退，咳嗽较前稍减，咳痰，色淡黄，二便无殊，舌苔同前，心（－），右肺底少许水泡音。原方去生石膏、黄芩，5剂，水煎服，1日1剂。3月15日三诊：患儿服药后，咳嗽明显减轻，咳嗽时可闻及喉间痰音，未见咳出，胃纳一般，夜寐安，二便无殊，舌红、苔薄白，两肺呼吸音粗，未闻及明显水泡音。二诊处方去炒葶苈子、炒莱菔子，加浙贝母6g、炒鸡内金6g，5剂，水煎服，1日1剂。3月22日四诊：患儿已无咳嗽症状，听诊两肺呼吸音清，未闻及干、湿性啰音。予胸片复查，显示两肺未见异常。摘自：王建敏，杨雨蒙.银翘散在儿科临床应用举隅［J］.中医儿科杂志，2015，11（5）：15-18

3.梁苹茂医案：李某，女，27岁，2014年3月16日初诊。自诉半个月前患亚甲炎，予西医激素对症治疗，反复发热，欲求治于中医，缓解症状。现发热（38.2℃）、微恶寒、头痛、咽痛、身倦，舌红，苔薄黄，脉弦数。查体：甲状腺肿大，触痛明显，并向耳后放射。实验室检查：血沉40mm/h，血清FT 3 14.2pmol/L、FT 4 30.5pmol/L、TSH 0.01IU/L。B超示：甲状腺肿大，包膜回声增厚，均质性低回声。西医诊断为亚急性甲状腺炎，中医辨证为外感风热，邪毒内蕴。治以辛凉解表，解毒散邪。方以银翘散加减。处方：金银花20g，连翘20g，桔梗15g，生甘草6g，牛蒡子6g，薄荷10g（后下），芦根20g，野菊花20g，夏枯草15g，麦冬15g，赤芍10g，丹皮12g。7剂，水煎服。二诊：服药后患者热退，甲状腺疼痛明显减轻，余症缓解，自诉口干、乏力，情绪低落，效不更方，原方基础上加玄参20g、鳖甲20g（先煎）、玫瑰花6g、代代花6g，继服14剂。三诊：上述症状基本好转。陆续复诊，随症加减，2个月后诸症消失，复查各项实验室指标恢复正常，甲状腺肿大消退，病告痊愈。摘自：徐中艳，梁苹茂.梁苹茂应用银翘散异病同治验案2则［J］.湖南中医杂志，2016，32（08）：121-122.

2.桑菊饮方

【原文】太阴风温，但咳，身不甚热，微渴者，辛凉轻剂桑菊饮主之。辛凉轻剂桑菊饮方：杏仁二钱，连翘一钱五分，薄荷八分，桑叶二钱五分，菊花一钱，苦梗二钱，甘草八分，苇根二钱。水二杯，煮取一杯，日二服。（上焦篇6）

【释义】风热病邪在手太阴肺经，表现为咳嗽较剧，身热不甚，口微渴，可用辛凉轻剂桑菊饮治疗。

上文说到的咳嗽是因为风热之邪客于肺，致使肺络受伤、肺气不宣而引起的。身热不甚，标志着病情不重；而口渴轻微，也表明了邪热耗损津液的程度不重。因病情较轻，恐怕用银翘散过重，所以另外再制定一个作用较轻的方剂来治疗。

【临床应用】桑菊饮具有辛凉解表、疏风清热、宣肺止咳的功效，主治风温初起，证见咳嗽，身热不甚，口微渴，苔薄白，脉浮数者。本证因风热外袭、肺卫不宣，故用桑叶清肺透热，菊花清散风热，桔梗、杏仁止咳，连翘清热解毒，苇根清热止渴，薄荷辛凉散热，甘草调和诸药。本方剂量较轻，药性轻清，故为"辛凉轻剂"。加减：二三日不解，气粗似喘，燥在气分者，加石膏、知母；舌绛，暮热甚燥，邪初入营，加元参6g、犀角3g；在血分者，去薄荷、苇根，加麦冬、细生地、玉竹、丹皮各6g；肺热甚加黄芩；渴者加花粉。

【案例】

1.汤云凤医案：孙某，男，36岁，2014年11月19日初诊。患者咳嗽、咳泡沫痰半月。半年前外感，出现头晕、发热，输液7天。现症见：咳嗽，咳痰，泡沫痰，咽干，口不渴，眠差，多梦，纳可，小便黄，大便稀，每日2次。舌淡红，形胖，苔白略腻，脉沉滑数。证属风热犯肺，治以疏散风热，宣肺止咳。处方：桑叶30g，菊花12g，桔梗10g，连翘10g，杏仁10g，薄荷6g，芦根30g，甘草6g，前胡10g，白前10g，紫菀10g，荆芥10g，防风10g，苏子10g，白芥子10g，枇杷叶10g，姜半夏10g，陈皮10g，云茯苓12g，薏苡仁30g。服药3剂，自诉咳嗽减轻，继守方加减，续服调治1月而愈。按：叶天士言："温邪上受，首先犯肺"，本例由风热之邪外伤皮毛，上犯于肺，导致肺气不宣所致，治疗以疏风清热、宣肺止咳为主。本例初起时有较为明显的肺卫表证，根据《温病条辨·上焦篇》"太阴风温、温热、温疫、冬温，初起恶风寒者，桂枝汤主之；但热不恶寒而渴者，辛凉平剂银翘散主之。温毒、暑温、湿温、温疟，不在此例"所言，本应用银翘散，而此患者外感半月来诊，经西药治疗后，肺卫表证虽未去，但余邪未尽。《温病条辨·上焦篇》"太阴风温，但咳，身不甚热，微渴者，辛凉轻剂桑菊饮主之。咳，热伤肺络也。身不甚热，病不重也。渴而微，热不甚也。恐病轻药重，故另立轻剂方"，故不用清热力强的"辛凉平剂"银翘散，而用宣肺止咳力强的"辛凉轻剂"桑菊饮为主方。摘自：汤云凤，张岩瑶.桑菊饮合止嗽散治咳嗽［N］.中国中医药报，2015-8-4.

2.邵翠医案：陈某，女，42岁，初诊时间：1991年2月20日。病史摘要：春节期间休息不足，加上饮食不注意，进食油炸煎炒之品过多，病初起咽痛、干咳，甚则胸闷痛，2天后渐至头痛，微微恶风，发热37.5℃。诊时见咽红，唇红，舌边尖红、苔微黄，脉浮略数。诊断：风温。辨证：邪袭肺卫。治则：疏风清热，宣肺止咳。方药：桑菊饮加减。处方：桑叶、菊花、连翘各12g，桔梗、苦杏仁各10g，岗梅根、板蓝根各20g，薄荷（后下）4.5g，蝉蜕、甘草各3g。每天1剂，连服3天后低热已退，恶风已除，咽痛咳嗽等症减轻，仍有头微痛，大便3日未解。诊其脉舌基本同前，遂原方去薄荷、蝉蜕，加栝楼仁12g，大黄（后下）3g，再进3剂而愈。摘自：邵翠，吴智兵，杨德福.吴智兵教授临床应用桑菊饮验案3则［J］.新中医，2015，47（7）：300-301

3.白虎汤方

【原文】太阴温病，脉浮洪，舌黄，渴甚，大汗，面赤，恶热者，辛凉重剂白虎汤主之。辛凉重剂白虎汤方：生石膏（研）一两，知母五钱，生甘草三钱，白粳米一合。水八杯，煮取三杯，分温三服，病退，减后服，不知，再作服。（上焦篇7）

【释义】手太阴肺经的温病，如见到脉象浮洪，舌苔黄，口渴甚，出大汗，面部红赤，身怕热等症状，可用辛凉重剂白虎汤。

脉象浮洪是邪热盛于肺经气分所致。舌苔黄标志着邪气已盛，而口渴较甚则反映了邪热耗伤阴液较严重。出大汗，是为在里的邪热蒸迫津液外泄所致。面部红赤，则是火热上炎的反映。全身怕热，是因为正气要驱邪外出，而邪热仍盛，不得外出。对这类肺热已盛的病证，辛凉平剂银翘散显然已不能胜任，必须用清热保津作用较强的白虎汤，使邪热能退，则津液可保。

【临床应用】白虎汤具有清热生津的功效。主治伤寒阳明热盛，或温病热在气分证，证见壮热面赤，烦渴引饮，口舌干燥，大汗出，脉洪大有力。方中知母、石膏清肺胃之热而除烦渴，甘草、粳米益气生津、养胃和中。四味合用，共收清热生津之功。加减：若头痛剧烈，口干渴饮，头汗独多，上身汗少，下身无汗，脉象滑数或洪大而数，证属毒火熏蒸，宜酌加菊花、黄芩，重用石膏；温病初期，发热恶寒，无汗或咽痛，舌苔白舌尖微红，脉象浮数或右大于左，此属里有热而挟风热，可酌加薄荷、蝉蜕、连翘、银花、牛蒡子等；高热神昏而抽搐，头汗多或汗出而热不解，舌苔黄厚或燥，舌质赤红，证属里热炽盛，热极生风，宜加羚羊角、犀角、黄连、鲜生地、钩藤、全蝎、蜈蚣、石决明等。

【案例】

1.郭纪生医案：郝某，男，57岁，2009年8月4日初诊。频繁抽搐6个月，于某院诊断为病毒性脑炎，经多家医院治疗无效，病情进一步恶化。刻诊：体温37～38℃，神志清楚，重病容貌，喉鸣明显，呼吸急促，咳嗽，痰黏，痉挛性抽搐，发作时躯体后仰，呈角弓反张样，瞬间抽搐消失，每日频繁发作，夜间尤甚，不易入睡，常需3～4人照顾，小便短赤，大便时干，舌短，难伸出口外，牙关紧，舌质黯红而乏津，脉象弦数而大有力。西医诊断：病毒性脑炎。中医诊断：瘟疫。证属温疫气营两燔，肝风内动。治法：清气凉营，镇肝息风。处方：白虎汤加减。石膏60g（研），大青叶15g，天麻10g，僵蚕10g，钩藤30g，鳖甲15g（先煎），煅龙骨30g（先煎），石决明15g（先煎），珍珠母30g（先煎），白茅根30g，丹参15g，射干12g，地龙15g，山药30g，天花粉30g，郁金12g，全蝎6g，蜈蚣8条。日1剂，水煎2次取汁300ml，分3～5次频频喂下，服3剂。并予安宫牛黄丸，每次1丸。8月8日二诊：患者抽搐减轻，喉中有痰，呼吸急促。上方石膏加量至90g，服15剂。8月23日三诊：患者抽搐减半，痰量明显减少，体温恢复正常。后石膏逐渐加量达150g，并配合西洋参益气养阴，恢复正气，经过近5个月治疗，最后基本康复。摘自：张学林.郭纪生应用白虎汤临床经验［J］.河北中医，2010，32（12）：1768–1770.

2.范德斌医案：张某，男，11岁，2013年5月16日初诊。3天前发热，咽痛，第二日，热势更高，感头痛，并于右耳下感肿痛，咀嚼困难，经用"克林霉素""炎琥宁"等药治疗未缓解而到我院就诊。现症见：壮热头痛，体温39.2℃，烦躁，口渴，喜冷饮，尿黄，右耳下部肿胀、疼痛，质地中等，中心无波动感，同侧腮腺管口红肿，舌红苔黄，脉数有力。血常规检查：白细胞11×10^9/L，淋巴细胞0.46；尿和血淀粉酶正常。诊断：右侧痄腮。证属肺胃热毒型。治宜清热解毒、活血消肿。投自拟白虎清热活血汤原方：生石膏50g（先煎），粳米30g（先煎），葛根、柴胡、赤芍、紫丹参各15g，知母、黄芩、银花、连翘、板蓝根、玄参、枳实、陈皮、甘草各10g。另备大黄粉、酸醋适量。日1剂。外用大黄粉醋调敷患部，方法同前。经治3日痊愈，2周后追访未复发。摘自：付良，徐金柱，范德斌.范德斌教授应用白虎汤经验［J］.贵阳中医学院学报，2014，36（06）：124–125.

3.郭志生医案：患儿，男，3岁。受凉后出现高热，体温39℃～40℃，面红，哭闹不止，曾用抗生素静脉输液治疗，效果不佳。患者有呼吸急促、憋闷等症状。血常规检查及胸透未发现异常。查患儿舌质红，苔黄厚，脉数。中医辨证为外感表邪、内有秽阻的突热之证，白虎汤100ml灌肠治疗，约1h大便出，大燥屎去、腑气通、汗出而体温逐渐下降，诸症渐消。摘自：郭志生.白虎汤治疗高热验案〔J〕.河南中医，2009，29（11）：1058-1059.

4.白虎加人参汤

【原文】太阴温病，脉浮大而芤，汗大出，微喘，甚至鼻孔扇者，白虎加人参汤主之；脉若散大者，急用之，倍人参。白虎加人参汤方：即于白虎汤方内，加人参三钱。（上焦篇8）

【释义】手太阴肺经的温病，如见到脉浮大而中空无力，全身出大汗，微有气喘，或气喘较明显，甚至有鼻翼煽动的，须用白虎加人参汤来治疗。如已表现为脉散大无力的，应该急用白虎加人参汤，方中的人参用量要加倍。

见到脉象浮大而中空无力，与脉象散大无力的表现已很接近，这是津液亏虚而阳气也不能内固所致。这时如仅用补益津液的药物，恐怕不能奏效。所以只能用白虎汤来清退邪热，而加用人参以固护元气，这样就可以通过补益阳气以滋养阴液，也就是阳生阴长的道理，是治肺气大伤而生化之源即将衰竭病证最有效的方法。

【临床应用】白虎加人参汤具有清热生津、益气生津的作用，主治伤寒或温病，里热盛而气阴不足，证见发热，烦渴，口舌干燥，汗多，脉大无力。本方所治为气分热盛而津气不足之证，故在白虎汤清热生津的基础上，加人参以益气生津。加减：张锡纯《医学衷中参西录》谓此方"以生山药代粳米，则其方愈稳妥，见效亦愈速"，可以生山药代粳米；对烦渴多饮、口舌干燥、形体消瘦者，可改人参为党参、沙参。

【案例】

1.韩贵周医案：患者，女，46岁，农民，2006年5月15日初诊。主诉：发烧恶寒、胸闷气喘7天。患者反复感冒、咳嗽3个月，近10天咳嗽咯痰，胸闷气喘，呼吸困难，发热，紫绀，浮肿。曾到某医院就诊，诊断为间质性肺炎，给予吸氧、抗炎、激素治疗20天，好转出院。继续服用醋酸泼尼松片，并减量至10mg/天。7天前出现午后高烧（体温38～39.5℃），胸闷气喘，咳吐浊唾涎沫，咳声不扬，口干咽燥，潮热汗出，汗后怕冷，尤以背部显著，神疲乏力，不思饮食，服退烧药可暂时缓解。因病情反复发作，遂来本院就诊。现症：气急喘促，面色苍白，口唇发绀，精神较差，形体消瘦，皮毛干燥，呼吸浅速，伴轻微杵状指（趾），面部及四肢浮肿，舌红而干、边尖有瘀点，苔薄微黄，脉细数。体征：两肺底吸气期可闻及细小湿性啰音；心率96次/min，无杂音，律齐；腹平软，未触及肝脾。胸部X线片及肺部CT检查均提示两肺中下野弥散性网状阴影。西医诊断为间质性肺炎。中医诊断为肺痿，辨证为气阴两虚、肺阴亏耗、虚火内炽、脉络瘀阻、肺气上逆、痰涎壅盛。治宜益气生津，润燥降火，降气平喘，祛痰止咳，活血通络。给予醋酸泼尼松片继续口服，10mg/天；同时给予白虎加人参汤加减，处方：生石膏30g，知母10g，人参10g，炙甘草10g，沙参30g，麦冬30g，黄芪30g，桔梗30g，紫菀30g，葶苈子30g，丹参30g，桃仁30g。水煎，1日1剂，1日3次，口服。服药3剂，发烧明显减退（体温

37.5～38℃）。继服10剂，体温恢复正常，气急喘促、口唇发绀、多汗怕冷均消失，可下床活动。给予醋酸泼尼松片减量；同时调整中药剂量，处方：生石膏15g，知母10g，人参10g，炙甘草10g，沙参10g，麦冬10g，黄芪10g，桔梗10g，紫菀10g，葶苈子10g，丹参20g，桃仁20g。水煎，1天1剂，1日3次，口服。服药1个月，肺部CT检查提示肺部病变明显好转。上方改散剂缓而图之，处方：知母100g，人参100g，麦冬100g，黄芪100g，桔梗100g，葶苈子100g，丹参100g，桃仁100g，蛤蚧3对。上述药物共研细末，1次10g，1日3次，以开水冲服。随访3个月，未见复发。摘自：韩贵周.白虎加人参汤临证验案举隅［J］，2010，23（10）：64-66.

2.李鸿翔医案：王某，男，36岁，建筑工人，1978年7月20日诊。酷夏烈日中作业，卒然昏不知人，高热气粗如喘，大汗而足冷，牙关紧闭，不抽搐，工友即予捏刺人中，15分钟后牙关紧闭已松，然高热不退，神志昏糊，不语，气息粗喘，汗出较多，口唇干燥，舌红、苔薄黄少津，脉数大而重按无力。此乃暑天炎热，在外作业，暑热内迫，燔灼阳明，闭窍耗液，正如《三时伏气外感篇》中云："夏令受热，昏迷若惊，此为暑厥，即热气闭塞孔窍所致"。故投白虎加人参汤以清暑泄热，益气生津。处方：西洋参10g，生石膏（先煎）80g，肥知母15g，粳米30g，甘草6g。水煎服。另灌服安宫牛黄丸1粒。1剂后身凉、脉静、汗止、神清，然频欲饮水，原方再投1剂而愈。摘自：张卉秋.李鸿翔运用白虎加人参汤验案举隅［J］.浙江中医杂志，2001，36（10）：452-453.

5.玉女煎去牛膝加元参方

【原文】太阴温病，气血两燔者，玉女煎去牛膝加元参主之。玉女煎去牛膝加元参方（辛凉合甘寒法）：生石膏一两，知母四钱，元参四钱，细生地六钱，麦冬六钱。水八杯，煮取三杯，分二次服，渣再煮一钟服。（上焦篇10）

【释义】手太阴肺经的温病，如出现气血两燔见证的，当用玉女煎去牛膝加元参治疗。

手太阴肺经的温病，如气分邪热进一步深入到血分，就可以发生气血两燔证。因此时邪热在气分和血分都盛，所以不能只治气分，也不能单治血分，可以选用张景岳在《景岳全书》中所制定的玉女煎。但玉女煎在治疗气血两燔证时应进行适当地加减：即去方中的牛膝，因牛膝性质趋下，与病位在上焦的病证不相符合；原方中的熟地也应改用细生地，因熟地性温而重浊，不如生地性凉而清润，善清血分之邪热。方中加用元参，是因为元参有生津清热、壮水制火的作用，配合于方中可起到预防咽喉疼痛、各种出血等病证发生的作用。

【临床应用】玉女煎去牛膝加元参方具有清气凉血的功效，主治温病气血两燔证，证见高热口渴，心烦躁扰，肌肤发斑，或吐血，舌红绛，苔黄燥，脉数。方中生石膏重用，清肺胃之热，配知母呈白虎汤之义，有清热生津之功，清泄气分邪热，元参、生地、麦冬三药相伍，即成增液汤，滋营阴而清营热。诸药合用，共奏清气凉营、养阴生津之效。加减：热毒炽盛者，可酌加金银花、连翘、黄连、黄芩、犀角等。出血者，合犀角地黄汤或加蒲黄、侧柏叶、茜草、白茅根等增强凉血散血作用。

【案例】

1.李济仁医案：沈某，男，22岁，工人，1982年3月7日初诊。患者高热、头痛、咳嗽已3日，检查体温39.5℃，白细胞偏高，在当地某医院拟诊为上感、高烧待查。经注射青霉素、链霉素及口服四环素等，未见好转。遂邀李济仁先生会诊。患者症见目赤，身热灼手，心烦躁扰，夜间尤甚，神志欠清，时有谵语，双目喜闭，四肢厥冷，手足颤动，口唇干裂，腹痛便闭，不思饮食，得食则呕，溲短色黄，脉象滑数，苔黄舌绛。诊断：春温（气营两燔型）。治法：清气化营，清热解毒。处方：生石膏（先煎）30g，杭麦冬15g，细生地12g，元参9g，肥知母9g，地骨皮9g，青蒿9g，赤、白芍各6g，川黄连3g。6剂。二诊：病情大有好转，高热已退，唯津液未复，精神困倦，脉舌同前。从原方增损，去川黄连、鲜青蒿，加柿霜12g，人参叶6g，北杏仁6g。继服3剂，疾病痊愈。摘自：李梢.李济仁先生治高热验案二则［N］.中国中医药报，2006-08-03（006）.

2.韩芳林医案：戴某，男，1岁4个月。拒食流涎，口舌糜烂，反复半月有余，舌质红，苔黄少津，大便干结2日未行，而面红、甲润。为气血热炽，而又伤阴所致之证。拟清胃透热，养阴增液法。以玉女煎加味：生石膏15g，生地、熟地各10g，麦冬10g，知母6g，射干9g，牛膝6g。仅服3剂，热退神安，口舌糜烂渐复。守前方去生石膏，加鸡内金再进3剂，病证全除。摘自：韩芳林：清热养阴法儿科临床应用琐谈.甘肃中医.1997，10（2）：18-19.

3.白锋医案：方某，男，49岁。1989年6月来诊，自述口干渴欲饮，每天饮水两暖瓶，每日尿2000ml，身体日渐瘦弱。舌质红绛苔黄，脉数。尿糖（++++），空腹血糖13.44mmol/L，尿素氮7.41mmol/L，诊断为消渴。治则为滋阴清热。药用：沙参、麦冬、石斛、花粉各20g，生地15g，黄精20g，玄参15g，山药20g，丹皮15g，生石膏40g，知母15g。服6剂后尿糖转为（++），空腹血糖为8.69mmol/L，口干症状有所减轻，但仍欲饮水，每日尿量1500ml。继服21剂症状消失。尿糖阴性，空腹血糖4.4mmol/L。摘自：白锋，姜素香.加减玉女煎治疗糖尿病的临床体会［J］.辽宁中医杂志，1990（07）：24-25.

6.五汁饮

【原文】太阴温病，口渴甚者，雪梨浆沃之，吐白沫黏滞不快者，五汁饮沃之。此皆甘寒救液法也。五汁饮方（甘寒法）：梨汁，荸荠汁，鲜苇根汁，麦冬汁，藕汁（或用蔗浆），临时斟酌多少，和匀凉服，不甚喜凉者，重汤炖温服。（上焦篇12）

【释义】手太阴肺经的温病，如口渴较甚的，可用雪梨浆来滋养津液。如口中有白沫而黏稠，吐出不爽快的，可以用五汁饮来滋养津液。以上都是用甘寒养阴生津之品来救治阴液耗伤的病证。

【临床应用】五汁饮具有甘寒清热、生津止渴的功效，主治太阴温病，热灼津伤，口渴，吐白沫，黏滞不快。本方大多以果类组成。梨在水果中位居首位，性凉，味甘酸，归肺胃经，功能清热止咳化痰，润燥解酒。荸荠性味甘寒，归肺胃经，功能清热生津、开胃消食，化痰利水解酒。鲜芦根汁甘寒，归肺胃经，功能清热生津，润肺和胃，除烦止呕。麦冬汁性味甘，微苦，微寒，归心肺胃经，功能养阴生津，润肺清心。藕归心脾胃经，生藕性寒味甘，功能清热凉血，止血散瘀。蔗浆性味甘凉入肺胃经，功能清热生津。五药大多性味甘寒，归肺胃经，都具有清热生津的作用。五汁相合功能甘寒柔润，养肺濡胃。

【案例】

1.廖莉思医案：患者，男，28岁，工程员。诉因就业环境改变，患者于2年前开始颜面颧部出现少量丘疹粉刺，轻度瘙痒，喜食辛辣刺激之品，曾用过多种内服外用品治疗，疗效不显，时轻时重。近3个月来丘疹渐渐增多，满布颜面。患者素有胃脘不适，口渴喜饮水，易饥食少，大便每日1次，舌淡，满布裂纹，苔薄少，脉细数，并拒绝服食药物治疗，辨证为肺胃阴虚，虚热上扰络脉。治宜养阴清热。故选用五汁饮加减以养肺濡胃。药用：梨汁50ml，荸荠汁50ml，鲜芦根汁50ml，麦冬汁50ml，甘蔗汁50ml，鲜莱菔汁50ml，混合每次300ml，每天3次，并嘱多用温水清洁面部，并禁忌服食辛辣刺激食品。半月后，患者脸部丘疹减少，红肿消退，口渴症状缓解。摘自：廖莉思.五汁饮新用〔J〕.江西中医药，2013，44（02）：48-49.

2.廖莉思医案：患者，女，3岁，7月底初诊。患者因发热2天前来就诊，体温38.2℃，且随气温升降而波动，经当地社区医院输液治疗，体温降至37.4℃，形体消瘦，少气懒言，神疲乏力，烦躁无汗，喜饮水，小便多，大便少，舌红苔淡黄。辨证为肺胃阴虚，暑热外袭，治当以清暑益气，养阴生津。方用五汁饮加减：梨汁20ml，荸荠20ml，鲜芦根20ml，麦冬20ml，甘蔗20ml，绿豆20ml。混合取100ml，每日2次给患儿饮用，7天过后患儿口渴症状减轻，体温降至正常。摘自：廖莉思.五汁饮新用［J］.江西中医药，2013，44（02）：48-49.

3.张士骥医案：陈某某，男，54岁，1980年11月初诊。中脘隐痛，纳食呆滞，泛清水，大便呈黑色已有数年。伴恶心呕吐，下肢乏力，动则气逆，精神不振。迭进中药附子理中汤、黄芪建中汤与西药均无效。又医院胃镜检查，诊断为"胃癌"，由于患者身体虚弱，不宜手术，嘱其调养一月，再作安排。据家属云：患者以往有胃溃疡史。来诊时，面色㿠白，动作迟缓，双手紧按中脘，时时低声呻吟，脉细小，苔白厚。近来汤水不进，呃声频频，欲吐白沫，便坚色黑。此系中气不足，胃失和降。法以降逆和胃，佐以补气，投旋覆代赭汤合五汁饮加味。忌烟酒辛辣、油煎硬物。处方：旋覆花（包）、半夏、炙草各10g，代赭石（先煎）、潞党参、黄芪各30g，白术20g，姜汁、梨汁、甘蔗汁、韭菜汁、牛乳各一匙，半枝莲、半边莲、藤梨根各30g，煅瓦楞（先煎）15g。20帖。二诊：服上方后，饮食已进，精神大振，已无呃声，面色稍红，厚白苔亦化，脉起有力。患者不愿再行手术，要求续服中药。去半夏加茜草炭15g。30帖。照上方略加出入，服药近一百帖（其中用过升麻、六曲、佩兰、当归、阿胶），去原医院作第二次胃镜检查，病灶消失。摘自：李笔怡.张士骥治疗消化道癌症的经验［J］.湖北中医杂志，1984（03）：13-14.

7.栀子豉汤

【原文】太阴病得之二三日，舌微黄，寸脉盛，心烦懊憹，起卧不安，欲呕不得呕，无中焦证，栀子豉汤主之。栀子豉汤方（酸苦法）：栀子（捣碎）五枚，香豆豉六钱。水四杯，先煮栀子数沸，后纳香豉，煮取二杯，先温服一杯，得吐止后服。（上焦篇13）

【释义】手太阴肺经的温病，已经过了两三天，舌苔微黄，两寸部脉盛而有力，心中烦乱，睡也不是，起也不是，坐也不是，想吐又吐不出，没有中焦病变表现的，可用栀子豉汤治疗。

手太阴肺经的温病，已经过了两三天，不论是已经发过汗，还是没有发过汗，见到微黄的舌苔，提示病变已不全在肺卫，而是已进入气分。出现寸部脉搏动有力、心中烦闷、起卧不安、想吐吐不出等症状，表明病邪郁阻在上焦胸膈。因病在上，所以根据《内经》"上者越之"的治疗原则，用栀子以涌泄邪热，用香豆豉以宣开上焦，起到清宣上焦的作用。

【临床应用】栀子豉汤具有轻清宣气的功效，能清膈中之热，证见心烦不得眠，心中懊憹，想吐却吐不出，舌苔微黄，寸脉搏动有力。方中栀子味苦性寒，泄热除烦，降中有宣；香豉体轻气寒，升散调中，宣中有降。二药相合，共奏清热除烦之功。加减：兼少气者，加甘草二两；若兼呕者，加生姜五两；若心烦腹满，卧起不安者，则减香豉，加厚朴、枳实，名栀子厚朴汤。若劳复发热，心中懊恼，于原方再加枳实，名枳实栀子豉汤。若兼中寒，身热胸烦而大便反溏者，则减去香豉，另加干姜，名栀子干姜汤。若因湿热发黄，兼见身热、心烦、脉数等症，则减去香豉，加入黄柏、甘草，名栀子柏皮汤。若治酒黄疸，心中懊或热痛，则于本方加大黄、枳实，名栀子大黄汤。

【案例】

1.俞宜年医案：某女，52岁，农民，1976年11月26日初诊。高热持续4天，曾经当地医疗站用过氨基比林、青霉素等西药，热仍未平。就诊时发热（T 39℃）而又恶寒、头痛，心中懊恼，恶心，食入即吐，口干，不知饥不欲食，咳嗽，痰白黏，大便少通，尿少。脉弦数，舌质偏红，苔薄。肺部听诊：湿性啰音。拟属三阳合病，处方：香豆豉10g，山栀子6g，栝楼15g，黄芩6g，柴胡10g，半夏6g，生姜3片，甘草3g。次日复诊，今晨寒热已罢（T 37.3℃），头痛、懊恼、恶心呕吐平息，但仍咳嗽，痰白黏，脉转细弦。继以小柴胡汤清其余邪，合二陈汤蠲痰止嗽。摘自：俞宜年，林慧光.对栀子豉汤的认识与应用［J］.中医药临床杂志，2010，22（01）：80-81.

2.俞宜年医案：某男，成年人，1994年5月8日初诊。失眠3～4个月，伴头晕，心烦，时有遗精，有时惊悸，不知饥不欲食，大便日2～3次，不畅。舌质偏红，苔薄白腻。右脉弦滑，左脉弦郁。处方：炒山栀子10g，淡豆豉10g，茯苓15g，半夏10g，稻香陈3g，枳壳6g，竹茹15g，小麦30g，酸枣仁12g，龙骨30g，牡蛎30g，甘草5g。5剂。5月16日复诊：服药尚好，但仍感烦躁，照上方去陈、夏、枳，加麦冬、百合、知母各10g。续服5剂。9月17日询知，自治疗以来，睡眠明显好转。摘自：俞宜年，林慧光.对栀子豉汤的认识与应用［J］.中医药临床杂志，2010，22（01）：80-81.

3.赵绍琴医案：张某，女，19岁。1991年1月10日来诊。诉低热半年，始起于1990年7月中旬长途骑车疲劳、烦渴而大量饮冰汽水之后。曾在西医院住院，多种检查均无异常发现，曾用抗生素治疗，体温降而复升。刻诊：身热（T 37.1℃ ~ 38℃），午后较甚，时有寒战，头晕不痛，口干不欲饮，食欲不振，一身酸软无力，大便干结，小便短赤，舌白苔腻，脉象濡软，按之细数。处以：淡豆豉10g，炒栀子6g，前胡6g，杏仁10g，枇杷叶10g，柴胡6g，炒栀子6g，丹参10g，茅根、芦根各10g，水红花子10g，焦山楂、麦芽、神曲各10g。7剂，水煎服。药后体温降至正常。继服行气开郁方：炒栀子6g，炒枳壳10g，旋覆花10g，焦山楂、麦芽、神曲各10g，水红花子10g，茅根、芦根各10g。7剂，水煎服。药后身热未作，体温正常，食振力增，基本痊愈。摘自：艾军.赵绍琴教授运用栀子豉汤的经验［J］.广西中医药，1995（03）：20-22.

8.瓜蒂散

【原文】太阴病得之二三日，心烦不安，痰涎壅盛，胸中痞塞欲呕者，无中焦证，瓜蒂散主之，虚者加参芦。瓜蒂散方（酸苦法）：甜瓜蒂一钱，赤小豆（研）二钱，山栀子二钱。水二杯，煮取一杯，先服半杯，得吐止后服，不吐再服。虚者加人参芦一钱五分。（上焦篇14）

【释义】手太阴肺经的温病，已经过了两三天，出现心烦不安，喉中痰涎甚多，壅塞于喉部，胸部感到痞闷阻塞，想呕吐，但没有中焦病证的表现，可用瓜蒂散治疗。如患者的体质较弱，可加入参芦。

这一条所述的病证与栀子豉汤证相似，但病情有轻重不同，性质有痰盛与无痰之别。作用峻猛的方药不可随便投用，但如病情较重而用药过轻，又不能解决问题，所以上条只以作用较缓和的栀子豉汤来清宣上焦胸膈的郁热，而本条所述的病证有壅盛的痰涎，因此必须用作用较猛烈的瓜蒂散，通过较强的涌吐作用，使壅塞于胸膈的痰涎能很快地去除，否则，痰热内陷于心包就会形成痉厥等危重病证。方中所用的瓜蒂、栀子都是苦寒之品，配合的赤小豆性味甘酸，用以涌吐胸膈的痰热，即《内经》所谓"酸苦涌泄为阴"，也是体现了《内经》"在上者因而越之"治疗原则的一首方剂。

【临床应用】瓜蒂散具有涌吐痰涎宿食之功效，主治痰涎宿食、壅滞胸脘证，证见胸中痞硬，烦懊不安，气上冲咽喉不得息，舌苔厚腻，寸脉微浮。临证以胸脘痞硬，心烦不安，气上冲咽喉不得息，或误食毒物仍在胃中为辨证要点。方中瓜蒂味苦性升而善吐；赤小豆味苦酸，与瓜蒂配合，有酸苦涌吐之功；香豉轻清宣泄，煎汁送服，以增强涌吐的作用。本方药性较峻，宜从小剂量开始，不吐，逐渐加量，中病即止，不可过剂。素体血虚及出血患者忌服。

【案例】

1.王长江医案：王殿生，男，47岁，农民，1974年8

月就诊。患者自1970年患癔病，几经多次住院治疗，时复时愈。近年来病情加重，余查其候，证见：精神异常，愤怒不休，营养欠佳，肌肉消瘦，欲奔似击，狂躁不宁，脉象弦滑。证属：肝胆气逆，痰火上扰。即取瓜蒂散（去赤小豆）5g，众人按伏，用鼻饲管将药注入胃内。服后顷刻间益加躁动不安，约小时许吐粒痰约1000ml，状若胶质。病人呈脱水貌，处于昏迷之中，经补液矫正水电平衡紊乱后，逐渐恢复如常，询其前事全无所知。该患病程日久，饮食减少化源不足，气血双亏，故用归脾汤双补气血，镇静安神以巩固疗效，共服12剂。沉疴已除，至今8年未复发。摘自：王长江.瓜蒂散临床运用体会［J］.中医函授通讯，1983（03）：32.

2.王长江医案：陈某某，女，19岁，学生。1972年4月就诊。其父代诉：平素健康，三个月前因和同学发生口角，从此夜间失眠，头痛多梦，郁郁寡欢，沉默少言。曾服镇静药无效。近日来病情逐渐加重，饮食减少，啼哭不休，甚则狂笑失约，语无伦次等。余诊视之，精神痴呆，发育正常，营养尚可，舌质红、苔白腻，脉象弦滑。证属痰气郁结所致，治宜瓜蒂散吐之。处方瓜蒂散3g，空腹服。服药1.5小时后，呕吐加剧，吐出顽痰约一大碗，同时腹泄多次排出黏液若干。自诉胸中爽快，纳谷较香，能正确回答问题，脉已平缓。据此，应以解郁散结，涤痰清热着眼，选温胆汤加黄连、郁金同用，共服6帖，速告全愈，1980年随访，健康如常。摘自：王长江.瓜蒂散临床运用体会［J］.中医函授通讯，1983（03）：32.

3.王长江医案：于某某，28岁，家妇，1969年4月就诊。该患素有神经衰弱史。1968年仲秋与邻舍发生纠纷后，心烦少眠，恶梦纷纭，胸闷不舒，烦躁易怒，善太息。并咽中如有物梗塞，咯之不出，吞之不下，饮食减少。诊为神经官能症，但投药无效。证见：表情淡漠，郁郁寡欢，饮食不佳，胸闷欲呕，舌边尖红，舌苔白腻，脉见弦滑。证属：痰气郁结，肝气不舒。治宜瓜蒂散3g涌吐之。服药后吐顽痰约300ml，夜间大便排出达500mg。自觉咽中异物顿时消失，胸闷大减。遂改半夏厚朴汤加菖蒲、柴胡、白芍平肝开郁、化痰理气，继进4剂而愈。摘自：王长江.瓜蒂散临床运用体会［J］.中医函授通讯，1983（03）：32.

9.化斑汤

【原文】太阴温病，不可发汗，发汗而汗不出者，必发斑疹，汗出过多者，必神昏谵语。发斑者，化斑汤主之。化斑汤方：石膏一两，知母四钱，生甘草三钱，元参三钱，犀角二钱，白粳米一合。水八杯，煮取三杯，日三服，渣再煮一钟，夜一服。（上焦篇16）

【释义】手太阴肺经的温病，不能用辛温发汗的方法。如果误用了发汗法而汗不出的，就会助长热势，很容易在皮肤上出现斑疹；如果误用了发汗法导致汗出过多，就会耗伤心气，发生神志昏糊，口中说胡话等症状。对于身发斑的患者，可用化斑汤治疗。

上方是根据《内经》中所说："热淫于内，治以咸寒，佐以苦甘"的治疗原则而组方的。前代的医家都把白虎汤作化斑汤，是因为斑的发生属于阳明病证。阳明主全身的肌肉，而发斑的患者全身都发红，这是阳明的邪热从内在的血分向外透发于肌肉所致。因而在治疗上用石膏清泄肺胃的邪热，知母清肺金邪热而保肺阴，能治阳明独胜之热。甘草能清热解毒、调和中气，白粳米属于阳明燥金的谷物，可清胃热而保胃液。在本书中，还特意在白虎汤汤里加入元参、犀角这两味药，因为斑色红赤，表明血分的邪火极盛，阴液已经大伤，有可能很快地发生病情的恶化。这时如果只用白虎汤清泄肺胃邪热，恐药力不能胜任，所以加入玄参来滋养肺胃的阴液。用犀角是取它的咸寒性味，能救肾水以上济心火，通过透达邪热而托斑外出，此外，还可解毒而消除瘟疫之气。再说，温病的病情发展到出斑，表明邪热已深入到血分，不仅仅是气分的病变了，所以在白虎汤内有必要加入凉血解毒的药物。

【临床应用】化斑汤具有清气凉血的功效，主治气血两燔之发斑，证见壮热口渴，汗出过多，目赤头痛，呕吐，烦躁不宁，或神昏谵语，肌肤发斑，色赤，甚或吐血，衄血，口渴或不渴，舌质绛，苔黄燥，脉数等。本证因热入血分动血，血溢肌肤而发斑，故用白虎汤清热生津，退气分之邪热；犀角清心凉血，以解血分之热毒；玄参凉血解毒养阴。方中犀角今用5～10倍剂量之水牛角代替。加减：热毒壅盛，病情较著者，加生地黄、金银花、大青叶以增强解毒凉血之功；见鼻衄，加白茅根、茜草根以清热止血；尿血加大蓟、小蓟以凉血止血；腹痛加白芍以缓急止痛，并防止胃肠出血。水痘，加牛蒡子、升麻、葛根、浮萍、紫草、牡丹皮以清热透疹，凉血解毒。

【案例】

1.王耀光医案：杨某，女，68岁，2009年6月29日初诊。患者有过敏性紫癜病史8年，20天前因感冒紫癜再次复发。现症：双下肢、臀部、腹部发生较密集粟米粒、绿豆大小紫红色紫癜，压之不退色，瘙痒，无腹痛、关节痛，纳食欠佳，舌质红，苔薄少，脉弦浮。中医诊断：紫癜。治宜祛风清热，凉血消斑。方选化斑汤加味：生石膏30g，知母15g，生薏苡仁15g，生甘草15g，玄参20g，生地黄12g，茜草25g，怀牛膝15g，牡丹皮15g，赤芍30g，紫草25g，白鲜皮25g，水牛角粉25g，炒栀子15g，蛇蜕6g，白芍15g，青黛4g，防风15g，升麻4g，银花炭20g。7剂。二诊：斑疹明显消退，但瘙痒不减。故原方加乌梢蛇8g，祁蛇4g，加强祛风止痒之功。7剂。三诊：斑疹大都消退，瘙痒明显减轻。继用原方7剂后患者症状完全好转。摘自：路金英，王耀光.化斑汤治疗过敏性紫癜验案三则［J］.吉林中医药，2010，30（12）：1079.

2.王耀光医案：高某，男，26岁，2009年10月7日初诊。双下肢皮肤紫斑，反复发作1年，每于感冒后加重。近3个月紫斑一直未消退，压之不退色，不痒，无腹痛、关节痛，纳食可，肢体有力，二便正常，舌质红，苔薄，脉浮小数。中医诊断：紫癜。治宜凉血消斑。方选化斑汤：生石膏30g，知母15g，生薏苡仁15g，生甘草12g，水牛角粉25g，生地黄12g，茜草25g，怀牛膝15g，防风15g，玄参20g，紫草25g，牡丹皮15g，赤芍30g，银花炭25g，旱莲草

30g，丹参20g。7剂，水煎200ml，每日1剂，分2次服用。二诊：紫斑大多消退，只两股部少许紫斑，颜色较前变浅。舌质淡红，苔薄，脉浮。前方去银花炭、牡丹皮、紫草，加白鲜皮25g，乌梢蛇8g，蝉蜕8g。7剂。三诊：紫癜基本消退，继服7剂后紫斑已完全消退。摘自：路金英，王耀光.化斑汤治疗过敏性紫癜验案三则［J］.吉林中医药，2010，30（12）：1079.

3.王和平医案：朱某，女，29岁，2015年5月9日初诊。患者于2015年2月初发现全身出现散在点滴状皮损，上有银白色鳞屑，伴轻微瘙痒。自行外用卤米松乳膏2周后病情好转，皮损部分消退，停药后皮损明显增多，面积逐渐扩大成斑块状，遂至当地医院，诊断为银屑病，口服阿维A胶囊1个月，症状无明显变化。刻诊：周身散在红斑及丘疹，颜色鲜红，上覆银屑，瘙痒剧烈，薄膜现象（＋），点滴出血现象（＋），自觉皮肤灼热，口渴引饮，大便干燥，小便黄，饮食欠佳，眠差，舌质红，苔薄黄，脉细数。诊断为寻常型银屑病。证属血热内蕴。法当清热凉血，滋阴止痒。方用凉血养阴化斑汤。药用生地15g，牡丹皮15g，赤芍15g，玄参15g，白茅根30g，紫草15g，地榆15g，北沙参15g，麦冬15g，防风15g，荆芥15g，生甘草10g。水煎服，日1剂，早晚饭后温服。服7剂后，症状明显改善，皮损颜色变浅，瘙痒减轻，双上肢皮损大部分消退，纳可，便调，睡眠有所改善。原方继服14剂，皮疹基本消退，偶有轻微瘙痒，寐安，纳佳，二便调，病情基本痊愈。上方不变，继服14剂巩固治疗。摘自：王和平，方薇.凉血养阴化斑汤治疗皮肤病验案举隅［J］.实用中医药杂志，2016，32（06）：609-611.

10.银翘散去豆豉加细生地丹皮大青叶倍元参方

【原文】发疹者，银翘散去豆豉，加细生地、丹皮、大青叶，倍元参主之。禁升麻、柴胡、当归、防风、羌活、白芷、葛根、三春柳。银翘散去豆豉加细生地丹皮大青叶倍元参方：即于前银翘散内去豆豉，加：细生地四钱，大青叶三钱，牡丹皮三钱，元参加至一两。（上焦篇16）

【释义】对于身发疹的患者，可用银翘散去豆豉，加细生地、丹皮、大青叶，方中元参加倍治疗。对这类斑疹患者，禁用升麻、柴胡、当归、防风、羌活、白芷、葛根、三春柳等辛温类药物。对发生神昏的患者，用清宫汤治疗，其他如安宫牛黄丸、紫雪丹、局方至宝丹等也可以使用。

【临床应用】银翘散去豆豉加细生地丹皮大青叶倍元参方具有清凉解肌、芳香透疹的功效，主治太阴温病，发汗而汗不出，以致发疹者。邪在卫气未解，证见发热微恶风寒或不恶风寒，头痛、咳嗽或咽喉红肿疼痛，微汗出或无汗，略口渴，小便黄，舌苔白或白黄相兼；或邪热初入营分，证见舌质红绛，烦躁不安，夜甚无寐，皮肤、黏膜出现少量散在的红疹，身热夜甚，脉数。疹则为小红点，高出皮面，与麻疹、风疹、烂喉痧等病同属一类，是由于气分邪热波及营分而发于血络所致，所以治疗以芳香透络、辛凉解肌、甘寒凉血为主。加减：若患者有汗出，邪郁不甚可去荆芥；若邪郁较甚，或有卫表困遏见症时，可选用升麻、柴胡、防风、白芷、葛根、三春柳等，但忌辛温升散太过而劫阴动血。

【案例】

1.赵燕医案：杨某，男，10岁，2009年10月8日初诊。主因头面、躯干、四肢皮肤泛发疱疹，微痒4天就诊。疱疹以躯干部、头皮为著，疱疹基底发红，中有绿豆大小发亮水疱，伴发热，精神欠佳，舌淡红、苔薄黄腻，脉浮数。血常规检查未见异常。西医诊断：水痘。中医诊断：水痘（时邪风毒，热蕴夹湿证）。治以疏风散热，凉血解毒，佐以化湿。药用：银花、板蓝根、大青叶、薏苡仁各18g，牛蒡子、连翘、丹皮、元参、细生地各10g，荆芥、薄荷、甘草、竹叶各6g。每日1剂，水煎分3次口服。二诊：3剂后无新发疱疹，基底红减，部分结痂，发热消退。继服3剂后，全部疱疹结痂趋愈，基底不红。上方去牛蒡子、荆芥，加麦冬10g，继服3剂善后。摘自：赵燕，于学仁.加减银翘散治疗皮肤病举隅［J］.山西中医，2015，31（09）：34-35.

2.杨某某，女，17岁，1975年10月20日诊治。患者每到秋天干燥季节即患急性扁桃体炎，已连续3日，因对青霉素过敏遂请中医诊治。咽喉红肿干疼，吞咽时疼痛显著加剧，查扁桃体充血肿大，少量白色渗出物，咽部及悬雍垂明显充血，颈部淋巴结轻度肿大疼痛，伴有发热（体温39.5℃），轻微怕风，头痛，鼻中燥热，语声重浊，声音嘶哑，口干思饮，唇红而干，干咳少痰，舌红尖绛，苔白乏津，脉数等症。白细胞总数18×10^9/L，中性78%，淋巴22%。证属燥热袭肺，肺卫失宣，咽喉不利。用此方加减化裁治疗：银花30g，连翘30g，桔梗15g，牛蒡子9g，甘草

6g，芦根30g，沙参9g，麦冬9g，生地15g，元参15g，大青叶15g，板蓝根18g。连服6剂，热退、咽清，化验白细胞总数及分类均恢复正常。摘自：薛芳.银翘散去豆豉加细生地大青叶元参丹皮汤新解［J］.新医学，1982（06）：316-317+315.

11.局方至宝丹

【原文】神昏谵语者，清宫汤主之，牛黄丸、紫雪丹、局方至宝丹亦主之。局方至宝丹方：犀角（镑）一两，朱砂（飞）一两，琥珀（研）一两，玳瑁（镑）一两，牛黄五钱，麝香五钱。以安息重汤炖化，和诸药为丸一百丸，蜡护。（上焦篇16）

【释义】对发生神昏的患者，用清宫汤治疗，其他如安宫牛黄丸、紫雪丹、局方至宝丹等也可以使用。

【临床应用】局方至宝丹具有开窍化痰、清热解毒的作用，主治痰热内闭之证，用于昏厥而见痰盛气粗、舌红苔黄垢腻、脉滑数者，中暑、中恶突然昏倒、胸闷欲绝者，中风、小儿惊厥属痰热内闭者，癫证痰结气郁而化热者。温病后期，阴液耗损及肝阳上亢动风所致高热、神昏、痉厥不宜用，脱证尤须禁用。

【案例】

1.叶天士医案：王，吸入温邪，鼻通肺络，逆传心胞络中，震动君主，神明欲迷，弥漫之邪，攻之不解，清窍既蒙，络内亦痹，幼科不解，投以豁痰降火理气，毫无一效。忆平脉篇，清邪中上，肺位最高，既入胞络，气血交阻，逐秽利窍，须藉芳香，议用局方至宝丹。摘自：罗和古.伤寒温病医案［M］.北京：中国医药科技出版社，2004：13.

2.王新志医案：张某某，男，73岁。初诊：1971年2月18日。主诉：卒然昏仆，不省人事已经7日。诊查：发热面赤而出现油光，呼吸气粗，喉间痰鸣如拽锯，左侧偏瘫，肢体强痉，躁动不安，手撒尿遗，大便不利，舌苔薄黄腻，脉弦大数。辨证：风中脏腑，气血上逆，病情严重，须防内闭外脱。治法：治以涤痰宣窍，潜镇降逆，兼以扶正。处方：胆南星9g，法半夏12g，石菖蒲9g，天竺黄6g，橘皮6g，云苓15g，枳实6g，红参15g，生龙骨15g，生牡蛎15g，石决明15g，怀牛膝18g，黄芩9g，生大黄5g（开水泡汁兑），甘草15g，另予至宝丹1丸，鼻饲1剂。翌日复诊，发热退，似神昏不清，但瞳孔对光反射已稍有，痰鸣减轻，解大便少许。上方去云苓、橘皮、枳实、黄芩。加羚羊角6g（先煎），珍珠母18g，服药2剂。药后神志稍清，喉间痰鸣已平，面赤较退，下溏黑臭乌便甚多，舌苔薄黄腻，脉弦不大。腑气已通，痰热得泄，气血上逆之势已降，清窍渐开，病入坦途。后经数诊，均宗前方略事加减，服药11剂，药后神志全清，左下肢稍能活动，左上肢仍瘫。舌强言謇，舌苔薄润，脉弦虚。宜滋肾阴上通舌本，仿地黄饮子加减。处方：生地18g，苁蓉12g，山萸9g，远志5g，石斛12g，五味子6g，石菖蒲9g，南花12g，茯神15g，怀牛膝30g，杞果9g，细辛1.5g，胆南星9g，珍珠母24g，生牡蛎24g，甘草5g。此方服9剂后，语言清晰，左下肢活动更灵，左上肢也稍能伸缩。后以益气养血通络之补阳还五汤为主，服药30余剂，左侧偏瘫肢体逐渐恢复，能在家属扶持下步行，遂出院回家调养，半年后康复，恢复工作。摘自：王新志，韩群英，陈贺华.中华实用中风病大全［M］.北京：人民卫生出版社，1996.

12.安宫牛黄丸

【原文】邪入心包，舌蹇肢厥，牛黄丸主之，紫雪丹亦主之。安宫牛黄丸方：牛黄一两，郁金一两，犀角一两，黄连一两，朱砂一两，梅片二钱五分，麝香二钱五分，真珠五钱，山栀一两，雄黄一两，金箔衣，黄芩一两。上为极细末，炼老蜜为丸，每丸一钱，金箔为衣，蜡护。（上焦篇17）

【释义】温热病如果邪热内闭了心包，就会出现舌体转动不灵，四肢厥冷等症状。用安宫牛黄丸治疗，也可用紫雪丹治疗。

【临床应用】安宫牛黄丸具有芳香化浊、辟秽利窍的功效，方中酸寒药物以保全肾水而安心之体，用苦寒药以通火腑而泻心之用。加减：如患者脉很虚可用人参汤送服；脉实有力的，可用银花、薄荷煎汤送服。每次服1丸。成人如病情沉重而体质又较壮实的，可以一天服二次，甚至服三次；小儿则每次服半丸，如服后不见效，可再服半丸。本丸药还可用于治疗突然昏厥倒地，各种痫证，触犯不正之气而生病，以及成人或小儿因高热而发生痉厥的病证。

【案例】

1.熊曼琪医案：文某某，男，29岁，1986年10月16日入院。住院号：41248。代诉：反应迟钝，记忆力减退，四肢阵发性震颤7年，加重半年。患者于1979年患"急性脑膜炎"，经治疗后遗下手足震颤，反应迟钝，记忆力减退等症，生活不能自理。在多家医院治疗，用过中西药无效。近半年来，上述症状加重而来本院就诊。初诊时除上述症状外，尚有大便干结，口臭，舌淡红，苔白厚，脉弦滑。入院时查脑电图异常：α波为基本频率，调节调幅欠佳；散在稍多5-7Hz，30-70μVθ活动；过度换气，闪光试验，θ活动明显增多。诊断：瘛疭、郁证（脑膜炎后遗症）。属肝郁脾虚，虚风内动，痰凝络阻，清窍不通。治疗：以疏肝解郁，化痰息风为主。方用四逆散、大定风珠加味，针刺手足厥阴经等经络穴位，治疗1周，效果不显。后加用安宫牛黄丸，每日1丸，分2次服，开水送服。服药5天后出现疗效，震颤减少，反应稍好转，记忆力有所恢复；10天后，诸症皆显著减轻；30天后，精神良好，反应灵敏，记忆力恢复，四肢震颤消失。复查脑电图：呈界限性，脑功能明显改善。各生理常数正常，睡眠好，胃纳佳，二便如常，痊愈出院。摘自：熊曼琪，彭万年.安宫牛黄丸治验五则［J］.中国医药学报，1988（04）：44-46+79.

2.熊曼琪医案：孙某某，女，13岁，泰国人。邀诊时间：1957年8月14日。患者为滞产、剖腹产患儿。产下时不会哭，发绀，经全力抢救后幸存。长大后一直不会走路、站立，大小便失控。至七八岁时，常整晚不能入睡，有时白天坐着突然栽倒，时有手足抽动。曾延请泰国医生久治无效。11岁时，又请一位有名的神经内科医生给其诊治，诊为"白痴"（大脑发育不全），予服西药（具体不详，据其父母介绍，其中有镇静药、营养神经药物等）后，睡眠好转。近半年又请一位医生每周予以针灸2次，取神门、内关、足三里、三阴交等穴位。患者2年多来，赖服上述西药始能入睡，而余症毫无改善。赴诊时见患者头颅小，营养尚佳，第二性征发育良好，目光不定，不辨亲疏，不能言语，遗大小便；不能站，坐不稳，一年前月经初潮，3～4月后续潮一次，至今未再来潮；纳可，眠差，舌淡红，苔薄白，脉细滑。诊断：痴证。属肝肾不足，痰迷心窍。治疗：以补益肝肾，化痰开窍为主，方用六味地黄丸加菟丝子、女贞子、珍珠末、羚羊角等，每日1剂。服药2周后，患者除精神较好外，余无明显改善。于是在上述汤剂基础上试加安宫牛黄丸，每天1丸。岂料自服安宫牛黄丸后，患者不仅睡眠转安，抽搐等症亦有好转。共服20丸后，停服上述西药，睡眠仍佳，且逐渐能站立迈步扶行，会哭会笑，见到父母每每表现出高兴、亲近的样子，共服一个多月，所有症状均大为改观，排二便前亦有所表示。至此，考虑患者已服安宫丸三十余丸，初步取效，暂予停服，并嘱原中药汤剂内加金戒子煮服，以加强重镇作用。但停安宫丸第二天，患者即不能入睡。5天后，不仅眠差，精神亦差，表情呆板，无力行走。此时恢复使用安宫丸，诸症又随之好转。3个月后，病情稳定，改为每日服安宫丸半粒，滋补肝肾方1剂，坚持治疗至今已近半年，患儿各症均见稳步好转。亲属及邻里皆赞中国医药治此顽疾，功效显著，出人意外。摘自：熊曼琪，彭万年.安宫牛黄丸治验五则［J］.中国医药学报，1988（04）：44-46+79.

13.普济消毒饮去升麻柴胡黄芩黄连方

【原文】温毒咽痛喉肿，耳前耳后肿，颊肿，面正赤，或喉不痛，但外肿，甚则耳聋，俗名大头温、虾蟆温者，普济消毒饮去柴胡、升麻主之。初起一二日，再去芩、连，三四日加之佳。普济消毒饮去升麻柴胡黄芩黄连方：连翘一两，薄荷三钱，马勃四钱，牛蒡子六钱，芥穗三钱，僵蚕五钱，元参一两，银花一两，板蓝根五钱，苦梗一两，甘草五钱。上共为粗末，每服六钱，重者八钱。鲜苇根汤煎，去渣服，约二时一服，重者一时许一服。（上焦篇18）

【释义】温毒病的主要临床表现有：咽喉肿痛，耳的前后及面颊部肿胀，面色红赤；也有咽喉不痛，只有耳及面颊部的肿胀；病情严重的可发生耳聋。这种病俗称为"大头温""虾蟆温"。治疗用普济消毒饮去其中柴胡、升麻。如病初起一二天内，方中的黄芩、黄连也可以去掉，如病已有两三天，加用黄芩、黄连为佳。

【临床应用】普济消毒饮具有清热解毒、疏风散邪之功效，主治大头瘟，证见恶寒发热，头面红肿焮痛，目不能开，咽喉不利，舌燥口渴，舌红苔白而黄，脉浮数有力。临证以头面红肿灼痛，恶寒发热，舌红苔白兼黄，脉浮数为辨证要点。加减：若大便秘结者，可加酒大黄以泻热通便；腮腺炎并发睾丸炎者，可加川楝子、龙胆草以泻肝经湿热。

【案例】

1.吴某，女性，42岁，2011年10月15日初诊。主诉：染发后头面部红、肿、痒、痛3天。现病史：患者4天前染发，第二天晨起即觉头面、耳后红肿、发痒，自行口服扑尔敏、维生素C两天未见好转，且自觉症状加重，并出现疼痛。检查：头皮、前额、耳前后皮肤红肿连及成片，边界明显，触之灼热，耳廓及额部可见集簇性水疱，个别疱壁已破，流津黄黏，上眼睑肿胀，双目开合受限，伴畏寒，溲赤。舌红苔黄，脉洪大而数。中医诊断：风毒肿。西医诊断：染发皮炎。辨证：血热内壅，外染毒邪。治法：清热解毒，凉血消肿。处方：普济消毒饮加减。药用：黄芩12g，黄连6g，银花15g，连翘15g，大青叶15g，生地24g，丹皮12g，赤芍15g，元参9g，升麻6g，柴胡6g，薄荷6g，苦参6g，白茅根30g，生甘草9g，5剂，水煎服。外用：黄芩30g、黄柏30g、马齿苋40g、生地榆20g，5剂，水煎冷敷，每日2次，每次15分钟。2010年10月20日复诊，患者双眼睑肿胀已消，余处皮损微红，肿消过半，水疱干涸，自觉痒轻痛止，舌脉同前，守前方再进5剂而愈。摘自：贾利生.普济消毒饮在皮肤科中的应用［J］.中国中医药咨讯，2011，3（21）：287-288.

2.郑启仲医案：患儿某某，男，12岁，2002年7月2日就诊。蜂蜇后头面肿大3天。3天前遭蜂蜇后出现头面、上肢肿大，私人诊所予以抗过敏、消炎、解毒等治疗，效不佳。遂至郑教授处就诊。诊见：头面及上肢肩膀处肿大，双眼仅能稍睁开，头面部可见10余处蜂蜇痕迹，蜂蜇处皮色光亮，疼痛烧灼感明显，伴头晕头痛，恶心烦躁，纳差，溺赤，舌红苔黄，脉浮数。西医诊断：蜂蜇伤。中医辨证：蜂毒内侵，毒热上熏。治则：清热解毒，疏风散邪。方用：普济消毒饮加减。处方：黄芩10g，黄连6g，陈皮10g，生甘草6g，玄参10g，连翘10g，板蓝根15g，马勃6g，牛蒡子10g，薄荷（后下）6g，僵蚕10g，升麻6g，柴胡9g，桔梗6g。2剂，每日1剂，水煎分2次服。7月4日二诊：患儿头面部肿胀明显消退，双眼可睁至平日大小，眼睑略有浮肿，疼痛烧灼感减轻，头晕头痛，恶心烦躁等诸症均减，溺稍赤，舌红苔稍黄，脉数有力。药用：黄芩10g，黄连6g，陈皮10g，生甘草6g，连翘10g，板蓝根15g，牛蒡子10g，僵蚕10g，升麻6g，柴胡9g，桔梗6g，蒲公英15g，金银花10g，野菊花12g。3剂，每日1剂，水煎分2次服。7月7日三诊：头面部肿大已消退，头晕头痛、恶心等消失而愈。摘自：冯刚，郑宏，郑启仲.郑启仲应用普济消毒饮临证经验［J］.中华中医药杂志，2016（07）：2615-2617.

　　3.郑启仲医案：患者某某，女，17岁，2013年3月21日初诊。主诉：头面肿胀2天。2天前患者采摘油菜花后用手挖鼻，2～3小时后自觉鼻孔瘙痒，喷嚏不断，流清涕，自认为是感冒，服药不效。次日醒后头面肿胀，双目难睁，皮色光亮，伴发热恶寒，某医院考虑为油菜花过敏，予以抗过敏等对症治疗，面目仍肿胀，发热稍缓解。遂至郑教授门诊就诊。诊见：头面肿胀，双目可稍睁开，结膜充血明显，发热恶寒，乏力，头痛，心烦，纳差，溺短赤，大便正常，舌红苔黄厚，脉滑数。西医诊断：花粉过敏。中医诊断：大头瘟。中医辨证：风热上壅，清窍不利。治则：清热解毒，疏风散邪。方用：普济消毒饮加减。处方：黄芩10g，黄连6g，陈皮10g，生甘草6g，玄参10g，连翘10g，板蓝根15g，马勃6g，牛蒡子10g，薄荷（后下）6g，僵蚕10g，升麻6g，柴胡9g，桔梗6g，辛夷6g，蝉蜕6g。2剂，每日1剂，水煎分2次服，嘱禁食肥甘厚味及辛辣之品。3月23日二诊：服药后患者可睁眼如初，面目稍肿胀，仍鼻塞流涕，发热恶寒缓解，尿色转清，舌稍红苔稍黄，脉数。药用：黄芩10g，黄连6g，牛蒡子10g，陈皮10g，玄参10g，连翘10g，麻黄6g，薄荷6g，荆芥6g，防风6g，升麻6g，柴胡10g，桔梗10g，茯苓10g，泽泻10g。3剂，每日1剂，分2次水煎服。3月26日三诊：患者面目浮肿已缓解，偶有鼻塞流涕，舌淡红苔薄白，脉略数。嘱其继续饮食调理而安。摘自：冯刚，郑宏，郑启仲.郑启仲应用普济消毒饮临证经验［J］.中华中医药杂志，2016（07）：2615-2617.

14.三黄二香散

【原文】温毒敷水仙膏后，皮间有小黄疮如黍米者，不可再敷水仙膏，过敷则痛甚而烂，三黄二香散主之。三黄二香散方（苦辛芳香法）：黄连一两，黄柏一两，生大黄一两，乳香五钱，没药五钱。上为极细末，初用细茶汁调敷，干则易之。继则用香油调敷。（上焦篇20）

【释义】温毒病在外敷水仙膏后，如皮肤上出现了如小米粒大小的黄疮，就不要再敷水仙膏。因敷得过分后，会引起局部皮肤的疼痛和溃烂，这时可用三黄二香散外敷。三黄二香散中，三黄苦寒以清火解毒，同时，苦寒也可燥湿而使皮肤不烂，乳香、没药这二香可以透散络中的邪热，并有止痛作用。

【临床应用】三黄二香散具有解毒散结、化瘀消肿之功效，主治温毒外肿，敷水仙膏后，皮间有小黄泡如黍米者，亦可用于具有"红、肿、热、痛"症状的阳性痈疽。本证因热毒瘀滞所致，故用大黄、黄连、黄柏清热燥湿、泻火解毒，乳香、没药消肿止痛、祛腐生肌。用于治疗疮疡红肿痛，热盛未溃时最宜；疮疡溃后肿不消，久不收口者，亦可用其外敷，对皮肤无刺激性。加减：应用时常加用有清热止痛、防腐生肌作用的冰片3g于上药，共研细面外用。如偏于热盛者加银花、蒲公英；血瘀重者加桃仁、红花；湿热盛者加苦参、地肤子等。

【案例】

1.潘凤芝医案：杜某，男性，44岁，1997年8月11日初诊。因右小腿皮肤灼热、红肿、疼痛，诊为丹毒，静脉滴注青霉素4日无效而来诊。诊见右小腿皮肤红肿，边界清楚，压之退色。予生大黄、黄连、黄柏、乳香、没药各等份共研细末，以醋调成糊状外敷患处，每日2次，3日而愈。摘自：潘凤芝.三黄二香散外敷治疗外科皮肤病［J］.中国民间疗法，2002，10（07）：27-28.

2.潘凤芝医案：刘某，女性，58岁，2001年8月5日初诊。患者右下肢静脉曲张3年，近3日来右腿疼痛加重，行走及劳动受限。诊见右侧小腿浅静脉扩张、隆起，并呈条索状红肿、压痛，触之灼热。予三黄二香散加蒲公英、银花各等份共研细末，醋调外敷，每日2次，4日后肿消痛减，再用药2日消失。摘自：潘凤芝.三黄二香散外敷治疗外科皮肤病［J］.中国民间疗法，2002，10（07）：27-28.

3.潘凤芝医案：陈某，女性，38岁。患者3日前出现右胁下疼痛，如针刺，夜间症状加重。继之皮肤出现簇集性丘疹，间有水疱，应用抗病毒药效果不佳。予三黄二香散加苦参、蒲公英各等份共研细末，醋调外敷，每日2次。并口服龙胆泻肝丸。3日后疼痛明显减轻，水疱结痂，丘疹消失，继续用药2日后痊愈。摘自：潘凤芝.三黄二香散外敷治疗外科皮肤病［J］.中国民间疗法，2002，10（07）：27-28.

15.清宫汤

【原文】温毒神昏谵语者，先与安宫牛黄丸、紫雪丹之属，继以清宫汤。清宫汤方：元参心三钱，莲子心五分，竹叶卷心二钱，连翘心二钱，犀角尖（磨冲）二钱，连心麦冬三钱。（上焦篇21）

【释义】温毒病如发生神志昏糊、说胡话的，是邪闭心包。治疗可先用安宫牛黄丸、紫雪丹一类药，接着再用清宫汤。

【临床应用】清宫汤具有清心解毒、养阴生津的功效，主治温病液伤，邪陷心包证，证见发热，神昏谵语。方中诸药都是用的心，因为凡是心都有生生不息之意，而且心又能入心，所以用清泄膻中秽浊的药，可以起到补益心中生生不息的生气之作用，从而能救患者生命于危难。火的性质属热，可以使人头脑发昏，水的性质属寒，可以使人头脑清醒。临床上表现为神志昏迷，说胡话，这是水不足而火有余，并且又兼有秽浊以致蒙蔽神明的缘故。加减：痰热盛，加竹沥、梨汁各25ml；咯痰不清，加栝楼皮

4.5g；热毒盛，加金汁、人中黄；渐欲神昏，加银花9g、荷叶6g、石菖蒲3g。

【案例】

1.刘斌医案：女，32岁，1998年6月21日初诊。患者自诉有口腔溃疡反复发作史5年，时因劳累诱发加重。诊见：面赤心烦，口干而臭，大便秘结，小便短赤，舌体及两侧黏膜散在溃疡点，大小不一，表面有黄白分泌物，周围鲜红微肿。诊断：多发性口腔溃疡，证属心脾积热，且以心火偏亢为主。治当养阴泻火，取清宫汤加减：玄参15g，竹叶9g，连翘12g，莲子4g，生地黄12g，木通9g，生甘草5g，石膏30g，淡豆豉30g。水煎服，日1剂。连服2周，口腔肿痛明显改善，尿色转清。再服10剂，口腔溃疡基本消退，半年内无复发。摘自：刘斌，曹顺明.清宫汤临床新用［J］.山东中医杂志，2001，20（12）：754-755.

2.刘斌医案：男，17岁，1998年5月6日初诊。患者体检时发现血丙酮酸氨基转移酶（ALT）为85U/L，同时查HBsAg（＋）、HBeAg（＋）、HBcAb（＋），曾在某传染病医院治疗，予以肝力欣、垂盆草冲剂等药物治疗，3周后复查血ALT升至200U/L以上，故来本院肝病门诊。症见形体消瘦，唇红目赤，心烦不宁，口干而苦，溲赤便干，多梦遗精，舌红，苔薄黄，脉细而数。证属心肝火旺，治以清心泻火，仿吴氏清宫汤加减：玄参15g，黄连4g，连翘12g，莲子4g，竹叶10g，生龙骨30g，茯苓15g，丹参15g，牡丹皮10g，生地黄15g，五味子10g。水煎服，日1剂。上方服毕14剂，复查血ALT降至70U/L，诸症均除，服药1个月，复查肝功能正常，随访1年无复发。摘自：刘斌，曹顺明.清宫汤临床新用

［J］.山东中医杂志，2001，20（12）：754-755.

3.刘斌医案：女，54岁，1998年4月11日初诊。患者绝经1年余，近2个月来常感心烦不安，彻夜不眠，心悸时作，突发烘热汗出，舌边尖红，苔薄黄，脉细数。西医诊断：更年期综合征，失眠。清宫汤加减：玄参15g，生地黄15g，茯苓15g，黄连4g，连翘12g，莲子4g，竹叶10g，麦冬15g，浮小麦（各）30g，炒酸枣仁15g，苦参30g，灵芝30g，夜交藤30g，水煎服。嘱其每晚6时、9时各服一煎，促进睡眠。服罢1周，患者心悸烦躁明显改善，再服2周睡眠基本恢复正常。摘自：刘斌，曹顺明.清宫汤临床新用［J］.山东中医杂志，2001，20（12）：754-755.

16.东垣清暑益气汤

【原文】《金匮》谓太阳中暍，发热恶寒，身重而疼痛，其脉弦细芤迟，小便已，洒然毛耸，手足逆冷，小有劳，身即热，口开前板齿燥，若发其汗，则恶寒甚，加温针，则发热甚，数下，则淋甚，可与东垣清暑益气汤。清暑益气汤方（辛甘化阳、酸甘化阴复法）：黄芪一钱，黄柏一钱，麦冬二钱，青皮一钱，白术一钱五分，升麻三分，当归七分，炙草一钱，神曲一钱，人参一钱，泽泻一钱，五味子八分，陈皮一钱，苍术一钱五分，葛根三分，生姜二片，大枣二枚。水五杯，煮取二杯，渣再煎一杯，分温三服。虚者得宜，实者禁用；汗不出而但热者禁用。（上焦篇23）

【释义】《金匮要略》中说："太阳中暍这种病的临

床表现主要是发热恶寒，身体沉重而疼痛，脉象或弦细，或芤迟。在解小便之后，感觉全身发冷而汗毛耸起。四肢不温，但稍劳作后，又会全身发热，张口呼吸，门齿干燥。这种病证如用辛温发汗的方法，恶寒就会加重，如用温针治疗，发热就会加重，如屡用攻下的方法，可造成小便频数短涩，如淋证一般。对这一病证的治疗可给予李东垣的清暑益气汤。

【临床应用】东垣清暑益气汤具有清暑益气、除湿健脾的功效，主治脾胃素虚，又感暑湿之证，证见身热头痛，口渴自汗，四肢困倦，不思饮食，胸满身重，大便溏薄，小便短赤，苔腻，脉虚者。

【案例】

1.薛汉荣医案：李某某，女，19岁。发热已2月余，曾先后在市、省级医院就诊，诊断不明确，予抗感染治疗等，发热未见改善，曾欲前往上海诊治，后在江西中医药大学附属医院肺病科门诊求诊于薛师。症见：发热无恶寒，午后热甚，伴面色萎黄，神疲乏力，少气懒言，纳差，脘腹胀满，大便时溏，口干、口苦、口黏。查体：T 37.9℃，P 94次/分，R 21次/分，BP 127/85mmHg。双肺未闻及明显干湿性啰音；心率94次/分，律齐，各瓣膜听诊区未闻及病理性杂音；腹平坦，无压痛及反跳痛；双下肢无水肿。舌质淡，舌苔前1/2白厚腻，后1/2黄厚腻，脉濡数。患者平素月经量少，色淡。薛师认为，从中医角度来看，患者主症为发热，兼有汗出、身重、乏力之症，结合舌苔脉象，当从气虚夹湿论治。病机为素体脾胃气虚，脾失运化，湿邪内蕴，郁而化热，故出现发热无恶寒，神疲乏力等症。治法：益气健脾，祛湿清热。治予李氏清暑益气汤加减。处方：生黄芪20g，党参20g，当归10g，炒白术10g，炙甘草6g，苍术10g，升麻10g，葛根10g，泽泻20g，神曲10g，麦冬10g，五味子10g，青皮10g，陈皮10g，黄柏10g。服3剂后发热渐退，再服8剂后患者体温恢复正常，未再复发。摘自：赵英杰，薛汉荣.薛汉荣教授运用李氏清暑益气汤治疗气虚夹湿发热探讨［J］.中医药通报，2014（03）：17-18.

2.刘良徛医案：患者李某，男，80岁，2010年10月患肺炎后，于每年7月～10月出现间歇性发热至今而就诊。多次就诊于江西省胸科医院、南昌大学第一附属医院等三级甲等医院，检查示结核抗体阳性，痰中未找到结核杆菌（患者既往有肺结核病史，并已规律用药）。行骨穿、免疫、肿瘤等方面检查均未见明显异常，肺部CT示肺气肿改变，给予抗感染（具体用药不详）治疗，发热仍间歇性发作，无奈出院，每于12月份病可自愈。此次于9月22日开始出现间歇性发热，发热期与无热期交替出现，时长无规律，数小时乃至数天不等。多于午后或夜间发热，体温多在38～39.5℃之间波动，未予处理，汗出热可自退。遂于9月30日就诊于江西省中医院呼吸科。入院症见：发热，无恶寒，汗出，无明显咳嗽咳痰，胸闷隐痛，无明显气喘，四肢乏力，食纳差，嗜睡，二便平。舌淡白、苔黄白厚腻，脉软。辅助检查，肺部CT示：慢支伴小叶中心型肺气肿；血常规：WBC 8.97×10^9/L，N 79%；CRP 162.38mg/L；血培养等均未见明显异常。入院后给予哌拉西林他唑巴坦联合环丙沙星抗感染等治疗。至10月9日，复查血常规、CRP等基本正常，然病情未见改善。症见：发热，测体温38.5℃，不恶寒、恶风，口不渴，无寒战，汗多，汗出则热退，无明显咳嗽咳痰，无胸闷气喘，无全身酸痛，乏力，食纳差，右侧胸部隐隐作痛，无胁痛，小便频，大便平，舌淡白、苔滑黏、中部黄灰厚腻，脉软。刘教授予李氏清暑益气汤加减：党参10g，黄芪10g，陈皮10g，当归10g，甘草6g，苍术10g，白术10g，泽泻10g，升麻6g，葛根10g，神曲10g，青皮10g，黄柏6g，五味子5g，麦门冬10g。服药3剂后体温最高37.7℃，以午后为主，汗出较前稍减少，无恶寒，汗出则口渴，无口苦，无咳嗽咳痰，无胸闷气喘，全身乏力，食纳差，小便频，大便平。舌暗、苔黄腻，脉软。出院并带药：拟守上方，易党参为生晒参。服药4剂后，未再发热，出汗减少，乏力好转，食纳乏味。守上方加炒谷麦芽各10g。服药5剂，患者无发热，无明显汗出，食纳可，精神明显好转，病愈，未再复发。摘自：周敏华.刘良徛运用李氏清暑益气汤治疗疑难发热1例［J］.江西中医药，2014（05）：57–58.

17.新加香薷饮

【原文】手太阴暑温，如上条证，但汗不出者，新加香薷饮主之。新加香薷饮方（辛温复辛凉法：香薷二钱，银花三钱，鲜扁豆花三钱，厚朴二钱，连翘二钱。水五杯，煮取二杯。先服一杯，得汗止后服；不汗再服，服尽不汗，再作服。（上焦篇24）

【释义】暑温手太阴病证的证治已在上条中论述，但汗不出的病证，就当用新加香薷饮来治疗。

温病的治疗最忌用辛温药物，但暑病却不忌用辛温药，这是因为暑病一般都夹有湿邪，而湿邪属阴邪，不用辛温药物，湿邪难以解除。因而在新加香薷饮中所用的香薷、厚朴等都是辛温药。另一方面，因有暑邪，所以要用辛凉药清暑泄热。在以后要讨论的湿温病的治疗中，不仅不忌用辛温，甚至还要用到辛热药。

【临床应用】新加香薷饮具有祛暑解表、清热化湿的功效，主治暑温初起，复感风寒，证见恶寒发热，无汗，心烦面赤，口渴，苔白，脉右洪大左反小者。本证因感受暑温所致，故用香薷解表祛暑，银花、连翘清凉解热，厚朴、扁豆花化湿。本方中香薷、厚朴辛温，银花、连翘、扁豆花辛凉，故为"辛温复辛凉法"。加减：如若湿邪偏重，卫阳遏阻较甚的，可酌加藿香、佩兰、豆卷、滑石、通草、白豆蔻等芳香化湿或淡渗利湿之品；若暑热偏盛而心烦、口渴等症较明显者，可加淡竹叶、西瓜翠衣、荷叶、生石膏等清热涤暑之品；若寒甚而恶寒明显，头痛，脉象浮紧者，可加荆芥、蔓荆子以温散表寒；若尿黄短赤者，可加芦根、生甘草等导湿下行，并使暑热有出路。

【案例】

1.缪钟丽医案：黄某某，女，39岁，农民，1989年7月18日就诊。自诉2天前白昼外出受暑，夜归纳凉感寒，翌日高热畏冷，头痛胸闷，烦躁不安，口渴欲饮，小便短赤。舌红、苔薄黄，脉浮数。T 39.8℃，X线胸透正常。血检：WBC 5.2×10^9/L，N 0.54，L 0.46。证属冒暑受寒，暑热内伏，寒邪郁表。治以祛暑解表，清热化湿。方用香薷饮加味。处方：香薷10g，厚朴5g，鲜扁豆花30g，银花15g，连翘15g，生石膏（先煎）40g。服药2剂，身微汗出，体温降至37.9℃。原方又服2剂，热退身凉，诸症悉除。摘自：缪钟丽.新加香薷饮治疗暑病四则［J］.江苏中医，1995（03）：35.

2.缪钟丽医案：李某某，女，48，工人，1988年8月12日初诊。患者昨晚突然胸闷，恶心呕吐4次，吐出食物及黄水，饮食不进，恶寒发热，心烦口渴，大便溏，小便短赤。舌苔白腻微黄，脉濡数。T 38.7℃。血常规：正常。此乃暑湿蕴中，胃失和降。治以清暑化湿和中。投新加香薷饮加味。处方：香薷10g，厚朴5g，鲜扁豆花20g，银花5g，连翘15g，藿香10g，制半夏10g，姜竹茹10g。服2剂后，呕吐已平，身热亦除，唯胸脘仍闷，按原方再进3剂，药尽病除。摘自：缪钟丽.新加香薷饮治疗暑病四则［J］.江苏中医，1995（03）：35.

3.缪钟丽医案：金某某，男，22岁，工人，1987年7月20初诊。5天前外出受暑，晚间纳凉感寒，当即身热咳嗽，头痛恶寒。服止咳退热药未效，终日咳嗽频作，咽部发痒，吐痰色白，胸脘痞闷，口渴，纳呆，尿赤，大便2日未行。舌苔薄腻微黄，脉濡数。T 38.8℃。血检：WBC 6.4×10^9/L，N 0.56，L 0.44。X线胸透正常。辨证乃感暑受寒，肺气失宣。法拟祛暑化湿，清宣肺气。投新加香薷饮加味。处方：香薷10g，厚朴5g，鲜扁豆花20g，银花15g，桑叶10g，杏仁10g，川贝母10g，炒牛蒡10g。服药4剂，咳嗽显减，发热亦退。原方去厚朴，再进3剂，咳嗽消除。摘自：缪钟丽.新加香薷饮治疗暑病四则［J］.江苏中医，1995（03）：35.

18.白虎加苍术汤

【原文】手太阴暑温，或已经发汗，或未发汗，而汗不止，烦渴而喘，脉洪大有力者，白虎汤主之；脉洪大而芤者，白虎加人参汤主之；身重者，湿也，白虎加苍术汤主之；汗多脉散大，喘喝欲脱者，生脉散主之。白虎加苍术汤方：即于白虎汤内加苍术三钱。（上焦篇26）

【释义】暑温手太阴病证，或者已用过发汗的方法，或者还没有发汗，病人表现为汗出不止，心烦口渴，呼吸粗大如喘，脉象洪大而有力，这是阳明里热亢盛之证，用白虎汤治疗。如脉象表现为洪大而中空无力的芤脉，是里热盛而津气已大伤，用白虎加人参汤治疗。如兼有身体困重见证的，是挟有湿邪困于足太阴脾，用白虎加苍术汤。如见到身热虽退而汗出不止，脉象散大，呼吸急促如喘，为津气将脱，用生脉散治疗。

【临床应用】白虎加苍术汤具有清热泄火燥湿的功效，主治手太阴暑温兼湿，证见发热，烦渴，口舌干燥，汗多，脉大无力，身重。本证因热盛兼湿，故用白虎汤清热泄火，苍术燥湿。

【案例】

1.芩新进医案：某男，21岁，职员。患者素来身体壮实，新婚不久，晚看戏受凉，当夜房事过度，翌日周身不适，发热，体温38.9℃，咽痛头痛，口干，用银翘散及肌内注射复方氨基比林等药，病未见效。下午更医诊治，病反加剧。诊见：高热，体温39.6℃，寒战大汗，头痛，身重如裹，全身骨关节疼痛如裂，胸闷心烦，胸中有异物堵塞感，卧床不起，呻吟不止，双眼红赤，尿黄灼热，大便2日未解，舌红，苔白而干，脉弦滑数。证属外感夹阴，按阳明热盛夹湿论治。治宜清热除烦解毒。选用白虎加苍术汤加味，处方：苍术、栀子、甘草各12g，银花、知母各15g，生石膏60g，粳米、葛根各30g，连翘、丝瓜络、红花、赤芍、苏木各10g。1剂。热退，头重、腰膝酸软、胸堵塞感大减，大便已通，药已对证，依方去苏木，石膏减量，1剂。仅余咳嗽、胸闷、口干，服清肺养阴止咳药1剂而愈。

摘自：芩新进.白虎加苍术治外感夹阴［J］.浙江中医杂志，1994（12）：565.

2.杨翠玉医案：某男，6岁，1998年3月11日初诊。刻下症见：发热，体温39.2℃，伴头痛，咳嗽咽红，流鼻涕，乳蛾红肿，烦躁不安，舌质红，苔黄，脉数。血WBC 16×10^9/L。治以白虎加苍术汤加马勃10g，桔梗10g，水煎服，日2剂。当日体温降至36.8℃，诸症基本缓解。摘自：杨翠玉，徐振华，韩芳.白虎加苍术汤治疗小儿高热70例［J］.中国民间疗法，2004，12（5）：58.

19.清络饮

【原文】手太阴暑温，发汗后，暑证悉减，但头微胀，目不了了，余邪不解者，清络饮主之。邪不解而入中下焦者，以中下法治之。清络饮方（辛凉芳香法）：鲜荷叶边二钱，鲜银花二钱，西瓜翠衣二钱，鲜扁豆花一枝，丝瓜皮二钱，鲜竹叶心二钱。水二杯，煮取一杯，日二

服。凡暑伤肺经气分之轻证，皆可用之。（上焦篇27）

【释义】目不了了：指视物不清。暑温手太阴病证经过用香薷饮发汗之后，暑病的症状已基本上消除，但还感到头微胀，看东西不太清楚。这是暑热余邪未解的表现，用清络饮治疗。如果在用香薷饮发汗后，病邪非但不解，还出现了中下焦的病变，就应按治疗中下焦病证的方法进行治疗。

上面既然是说"余邪"，就表明了在治疗时不能用药力峻猛的方剂，而只须用轻清芳香的药物，就足以清透肺络中的余邪。如果用了香薷饮后病情较为严重，而出现了中下焦的症状，表明病邪已传入中下焦，这时就不能用药力轻薄的方剂来治疗病势深重的病证。

【临床应用】清络饮具有清透暑热的功效，主治暑温经发汗后，暑证悉减，但头微胀，目不了了，余邪未解者，或暑伤肺经气分之轻证。本证因外感暑热，内闭肺络所致，故用银花、竹叶、荷叶、西瓜翠衣清热解暑，扁豆祛暑化湿，丝瓜皮宣透伏热。本方药多用鲜，气轻清而芳香，属于"辛凉芳香法"。加减：若口渴明显，加石斛、花粉等甘寒生津；咳嗽较甚者，加杏仁、象贝理肺止咳；若身热较甚，可加石膏。也可不必局限于暑湿未净之证，如吴氏方后所说："凡暑伤肺经气分之轻症，皆可用之"。

【案例】

1.龚其怒医案：刘某，男，5岁，1985年6月14日诊。发烧一周，口渴饮冷，身热无汗，食少腹胀，神倦思睡，曾服银翘解毒丸、桑菊丸乏效。查体温39.2℃，脉浮濡，舌尖红，苔薄白中部腻。诊为小儿夏季热（暑湿蕴脾，热重于湿）。黄连香薷饮加味：鲜扁豆花、银花（后熬）各15g，鲜荷叶、鲜佩兰叶各10g，鲜竹叶卷心、厚朴、雅连、青蒿、香薷各5g，六一散15g。1剂微汗出，热退。二诊去香薷、扁豆花，加云苓、扁豆各12g。服后诸症大减，胃纳大进。后拟扁豆、薏仁、光条、芡实、莲米各20g，云苓12g，绿豆引熬粥服用，调理康复。摘自：龚其怒.小儿夏季热治验［J］.四川中医，1987（9）：9.

2.胡子周医案：患者石某某，女，24岁，工人，1977年11月1日就诊。患者近来不规则发烧，伴全身关节疼痛，尤以右下肢之关节肿痛为重，活动受限，左下颌关节亦痛，影响进食。血沉每小时86mm，抗"O"高于500单位。心电图大致正常。西医诊断为"风湿热"，选用西药两月，未见好转，邀笔者会诊。初诊：一月前曾患感冒，经治疗近愈，但仍发烧，周身关节窜痛，以右下肢关节肿痛为著，动转困难，左下颌骨亦痛，口干，食欲差。脉象滑数，舌苔微黄。证属风热相搏郁阻经脉之热痹。治宜养阴清热、祛风通络。处方：青蒿10g，白薇15g，地骨皮12g，石斛20g，生地25g，忍冬藤20g，赤芍10g，灵仙15g，海桐皮15g，秦艽10g，瓜络15g。5剂，水煎服。二诊：病情稳定，药后无不适，脉、舌同上。仍按上方加地龙6g，连服12剂。三诊：关节肿痛消失，饮食正常，脉象沉小数，血沉降至每小时55mm。守原方继服10剂。四诊：药后显效，热退，关节活动近正常，脉亦和缓，照上方加地龙4g、灵仙5g，10剂，痊愈出院。出院后血沉每小时11mm，抗"O"500单位以下，心电图检查结果同前。摘自：胡子周.清络饮加减治疗风湿热［J］.山东医药，1979（03）：52-53.

20.清营汤

【原文】脉虚夜寐不安，烦渴舌赤，时有谵语，目常开不闭，或喜闭不开，暑入手厥阴也。手厥阴暑温，清营汤主之；舌白滑者，不可与也。清营汤方（咸寒苦甘法）：犀角三钱，生地五钱，元参三钱，竹叶心一钱，麦冬三钱，丹参二钱，黄连一钱五分，银花三钱，连翘（连心用）二钱。水八杯，煮取三杯，日三服。（上焦篇30）

【释义】患者脉虚弱，夜间睡眠不安宁，心中烦乱，口渴，舌红赤，偶尔还说胡话，两目或是常睁开而不闭，或是常闭而不睁开。这是暑邪已深入到手厥阴心包经的病证。对这类暑温的手厥阴心包经病证，用清营汤治疗。但是如见舌苔白腻而滑的，就不可用清营汤。

上述病证出现夜间睡眠不安，是因为心神虚弱，阴阳不能协调，阳不能入于阴，所以不能入睡。心中烦乱，口渴，舌红赤，都是由于暑热病邪犯于心包，致心火亢盛而心阴亏虚所引起的。偶而说胡话，是邪热扰乱了心神的缘故。目常开不闭，是因为两目为火的窗户，火的性质较急，加上火不能向下与阴相交，所以目常开可借这窗户而使火得以外泄。至于有时又会出现目常闭而不开，这是因为暑热亢盛的火势造成了阴液的损伤，阴液耗损后患者就会怕见阳光，所以目常闭而不开。因而对上述病证的治疗用清营汤清营分中的邪热，营热得去，就可以保护心阴不致再被耗伤。但如果见到舌苔白腻而滑，说明不仅邪热较重，而且湿邪也盛，而对湿邪盛的治疗，就要忌用滋阴清热等阴柔药物，所以不能投用清营汤，可在治疗湿温病的内容中寻求治法。

【临床应用】清营汤具有清营解毒、透热养阴的功效，主治热入营分证，证见身热夜甚，神烦少寐，时有谵语，目常喜开或喜闭，口渴或不渴，斑疹隐隐，脉数，舌绛而干。本证因热传营分，耗伤营阴所致，故用犀角（水牛角代）清解营分之热毒，生地、麦冬、玄参凉血滋阴降火，银花、连翘、竹叶清热解毒、轻清透泄，黄连清心解毒，丹参清热凉血。本方以咸寒之犀角，甘寒之生地、麦冬、玄参，苦寒之黄连为主组成，故为"咸寒苦甘法"。加减：若寸脉大，舌干较甚者，可去黄连，以免苦燥伤阴；若营阴受伤较重，舌干，可去黄连苦燥；若热陷心包而窍闭神昏者，可与安宫牛黄丸或至宝丹合用以清心开窍；若营热动风而见痉厥抽搐者，可配用紫雪丹，或方中直接配加羚羊角、钩藤、地龙这一类，以清热凉肝，息风止痉；若兼热痰，可加竹沥、天竺黄、川贝母之属，清热涤痰；营热多系由气分传入，初入营分，气分热还明显，气分热盛，可重用银花、连翘、黄连，或更加石膏、知母及大青叶、板蓝根、贯众之属，增强清热解毒之力，以清气分热毒为主。

【案例】

1.姚自凤医案：患者某，女，94岁，2008年10月来诊。以发热1月余入院。1个月前患者受凉后出现发热，体温最高39℃，伴纳差，意识恍惚，大便10余日一行，干结如羊屎，咽干，口渴，小便量少，无恶心、呕吐等症状。因患者患有老年痴呆症，只能患者家属代诉。查其舌质红绛，无苔，脉洪大。患者家属中有从医者，已在家中按"感冒"自行给患者治疗过，具体治疗不详，效差。家属想着患者大限已到，对治疗已不抱有希望。既往无高血压、糖尿病等病史。血常规检查基本正常，血糖、血脂、肝功、肾功、电解质等基本正常，胸片未见异常，心电图正常。诊断：上呼吸道感染、老年痴呆症。辨证为外感热入营血证，治以清热凉血。方药以清营汤加减，药用：生地黄15g，玄参15g，麦冬15g，丹参15g，黄连9g，金银花10g，连翘12g，竹叶10g，甘草5g。3剂，水煎服，每日1剂，早晚分服。患者服用3剂后，发热好转。按原方继服3剂后患者体温恢复正常，饮食、大便、意识及咽干、口渴等症状均好转，患者家属为其办理出院。1个月后医院随访中心随访，患者家属称患者未再发热。摘自：姚自凤，崔杰，党志博.清营汤临床应用举隅［J］.中国民间疗法，2015，23（5）：42-43.

2.张晓光医案：姜某某，男，75岁，2001年5月28日就诊。症见：四肢、踝部及足背红斑、丘疹、抓痕、血痂等，以右踝部及足部为重，伴有渗出、黄色结痂，剧烈瘙痒，反复发作2年多。曾先后就诊于各大西医院等未获明显疗效，就诊前也曾就诊于中医院，亦收效不显。患者面部红赤，易手足心热，舌质红绛，有裂纹，舌苔薄黄，浮腻、剥落相间，脉弦数。诊断为湿疹。药用二玄参25g，麦冬20g，生地20g，白芍20g，川牛膝25g，茜草20g，紫草20g，丹皮25g，黄柏25g，竹叶10g，砂仁10g，生扁豆15g，生甘草10g，钩藤40g，珍珠母40g，炒泽泻15g，白芷10g，生姜7.5g。10剂，250ml水煎，日2次温服。二诊：药后面红手足心热均减，四肢症状明显消退，右踝部及足背渗出亦明显减轻，瘙痒显著缓解，舌裂纹变浅。效不更方，原方24剂。三诊：四肢皮疹已完全消退，右踝部及足部已无渗出，结痂基本消退，现仅偶有瘙痒，舌质变淡、裂纹基本消失，苔薄。继续服用2个月，疗效稳定，皮疹完全消退，对运动、饮酒和局部刺激耐受增强。摘自：肖倩倩，张晓光，张吉芳，等.温病经方清营汤辨证论治疑难杂病四则［J］.中医药通报，2011，10（2）：41-43.

21.紫雪丹

【原文】手厥阴暑温，身热不恶寒，清神不了了，时时谵语者，安宫牛黄丸主之，紫雪丹亦主之。紫雪丹方：滑石一斤，石膏一斤，寒水石一斤，磁石水煮二斤，捣煎去渣入后药；羚羊角五两，木香五两，犀角五两，沉香五两，丁香一两，升麻一斤，元参一斤，炙甘草半斤，以上八味，并捣锉，入前药汁中煎，去渣入后药；朴硝、硝石二斤，提净，入前药汁中，做火煎，不住手将柳木搅，候汁欲凝，再加入后二味，辰砂（研细）三两，麝香（研细）一两二钱，入煎药拌匀。合成退火气，冷水调服一二线。（上焦篇31）

【释义】暑温的手厥阴心包络病证，见到身热而不恶寒，神志不太清楚，时时说胡话，就要用安宫牛黄丸治疗，也可用紫雪丹治疗。

既然见身热而不恶寒，说明已无手太阴肺卫的病变。出现了神志不清，时时说胡话，为暑热之邪已入厥阴心包络，特别要注意防止邪闭心包，所以用芳香开窍、苦寒清热的药物以急救。

【临床应用】紫雪丹具有清热解毒、镇痉息风、开窍定惊的功效，主治热邪内陷心包，热盛动风证，证见高热烦躁，神昏谵语，痉厥，斑疹吐衄，口渴引饮，唇焦齿燥，尿赤便秘，舌红绛苔干黄，脉数有力或弦数，以及小儿热盛惊厥。

【案例】

1.黄耀人医案：林某某，男，5个月，系院外会诊病者，病婴急诊住院，外科诊为急性肠梗阻，给胃肠减压补液消炎等处理，但病情未见明显好转，遂请黄老会诊。诊见病婴啼哭，烦躁不安，时时呕恶，腹胀便闭，小便短赤，舌绛，唇赤，指纹紫暗出命关，脉沉滑数有力。黄老拟方：玄参15g，生地黄12g，麦冬9g，川贝母、升麻各3g，泽泻4.5g，紫雪丹（冲）1.5g，鲜菖蒲汁5滴。前6味药用文火浓煎取药汁50ml冲入紫雪丹及鲜菖蒲汁中鼻饲后，当晚便通吐止，腹胀消失，诸症渐平，再经调理病愈出院。摘自：蔡瑞锋.黄耀人运用紫雪丹的经验［J］.新中医，1993（10）：7-8.

2.黄耀人医案：林某某，男，40岁。畏寒发热，咳嗽喘促，胸痛已5日。初诊时见患者面色苍白，口唇干燥而赤，体温38.9℃，畏寒无汗，咳嗽痰黄黏稠，胸闷痛以右侧为甚，口苦口干，大便干结4日未解，小便短赤，口气秽浊，舌红、苔黄腻而干，脉滑数。X线胸片示右肺大叶性肺炎。血常规：WBC 20×10^9/L，中性0.85，淋巴0.15，血沉50mm/h。经麻杏石甘汤合千金苇茎汤加减并配合抗生素治疗4天，上症无明显好转，第5天黄老则在上方中加入紫雪丹（冲服）3g，药后2小时，全身出微汗，继则得下臭秽大便2次，畏寒发热平，咳嗽胸痛明显好转，再经上方调治6天诸症悉除，复查X线胸片及血常规等一切正常。摘自：蔡瑞锋.黄耀人运用紫雪丹的经验［J］.新中医，1993（10）：7-8.

3.陈捷医案：患者，男，6岁半。因发热、右耳垂下肿痛4天，呕吐2天于1990年3月20日入院。诊断为"腮腺炎并发脑炎"。3月22日诊时体温38℃，两侧腮部漫肿，压痛明显。已无呕吐，神软，咽痛，咽红赤。舌红苔浊腻，脉数。证为邪热壅盛、热扰神明，治当辛凉清热、散结消肿。方用普济消毒饮化裁合紫雪丹：牛蒡子10g，连翘10g，升麻8g，柴胡8g，陈皮6g，薄荷8g，僵蚕10g，玄参15g，黄芩8g，大青叶10g，桔梗5g，蝉衣5g，马勃10g，浙贝10g，芦根15g，兑入紫雪丹3g。并外用青黛涂敷腮部。服上药4剂后，热退，神转佳。两侧腮部漫肿显减，而左颌下尚有轻肿。再以上方3剂而愈。摘自：陈捷.紫雪丹儿科运用举偶［J］.温州医学院学报，1992（01）：58-60.

22.三仁汤

【原文】头痛恶寒，身重疼痛，舌白不渴，脉弦细而濡，面色淡黄，胸闷不饥，午后身热，状若阴虚，病难速已，名曰湿温。汗之则神昏耳聋，甚则目瞑不欲言，下之则洞泄，润之则病深不解，长夏深秋冬日同法，三仁汤主之。三仁汤方：杏仁五钱，飞滑石六钱，白通草二钱，白蔻仁二钱，竹叶二钱，厚朴二钱，生薏仁六钱，半夏五钱。甘澜水八碗，煮取三碗，每服一碗，日三服。（上焦

篇43）

【释义】在发病之初，患者有头痛，恶寒，身体困重而疼痛，舌苔白腻，口不渴，脉象弦细而濡，面色淡黄，胸闷不适，有饥饿感，午后发热较显著，与阴虚发热相类似。这种病难以很快地治愈，称为湿温。对这种病的治疗，如果误用辛温发汗的方法，可导致神志昏糊、耳聋，甚至两目闭合不想说话；如果误用了攻下，可引起大便泻利不止；如果误用了滋润养阴，可导致病邪深锢而难以解除。对这种病证的治疗，不论发生于长夏、深秋，还是在冬天，都用同一治法，可用三仁汤治疗。

在发病之初见到头痛、恶寒、身体困重而疼痛，与伤寒初起寒邪在表的症状表现相类似，但脉呈弦濡象，则又不是伤寒初起所见的脉象。其舌苔白腻，口不渴，面色淡黄，与感受暑邪之偏于火热盛的病证表现也不相同。所见的胸闷不适，无饥饿感等症状，是因为湿邪困阻气机，清阳运行的道路不畅所致。本病也可出现午后身热较为显著，与阴虚发热的午后热其相似，这是因为所感受的湿邪属于阴邪，阴邪之气在阴分较为旺盛所致，与阴虚发热的情况完全不同。从长夏开始，湿气渐重，湿邪是一种阴邪，而湿性黏腻难除，又如烟雾难以散开，不像感受了寒邪后可以用辛温发散寒邪的方法，只要汗一出，就可以使寒邪随汗而解；也不像感受了温热之邪，只要用寒凉之剂，也可药到病除，所以说难以很快地治愈。对于湿温的治疗，世俗的医生，因往往不知是湿温，而经常发生治疗的错误。其中有见到发热恶寒、身重疼痛，就误认为是伤寒表证，而用辛温发汗的方法治疗。发汗后不仅会耗伤心之阳气，而且还会使湿邪随辛温发表药物的药性蒸腾上逆，如湿浊之邪蒙蔽心窍，可造成神志昏糊不清，如湿浊上蒙清窍，清阳之气不能上升，则可引起两耳听力下降，甚至耳聋，两目喜闭而不想睁开，昏睡而不想说话。也有因见胸闷饱满而无饥饿感，就认为是胃有宿食停滞，因而投用攻下法，不仅耗伤了阴液，而且进一步抑制了脾阳的升发，使脾气转而下陷，失去了化湿的功能。于是湿邪乘机在内更盛，下注肠腑，引起洞泄不止。还有因见到午后身热较甚，就认为属于阴虚发热，使用甘寒阴柔的药来润养阴液。而湿邪本身就是阴柔黏腻性质的病邪，再加上用药又是阴柔之品，二种阴柔之性相合，更使湿邪胶结于里而难以祛除。对于这类病证的治疗，只有用三仁汤来轻开上焦的肺气最为适宜。因为肺主一身之气，如肺气得以宣通，全身之气都可得到宣通，气一行，则湿也就随之而得化，所以宣化气机也就起到了化湿的作用。湿气是一种弥漫之气，本来没有什么固定的形状和质地，如果用味厚重浊滋腻的药物去治疗，必然会使湿邪更难祛，而越治病越严重。

【临床应用】本条所论的"湿温三禁"是针对湿温初起时较易误诊的三种情况，而非湿温的所有治禁。在临床上，不能绝对拘于三禁之说，如湿温初起，邪在卫气，虽不能过于辛温发汗，但所用的芳香宣透之法也属于汗法，用药后往往有微汗邪透的效果，如新加香薷饮法；在湿温发展过程中，若湿邪与肠中糟粕互结，亦须用下法，如叶天士所言："湿邪内搏，下之宜轻，……湿温病大便溏为邪未尽，必大便硬，慎不可再攻也"，如枳实导滞汤法；

若湿温后期，化燥化热后而耗伤阴液，滋润法亦可用之，如连梅汤法，酸甘化阴，酸苦泄热也。

三仁汤具有宣畅气机、清利湿热的功效，主治湿温初起及暑温夹湿之湿重于热证，证见头痛恶寒，身重疼痛，肢体倦怠，面色淡黄，胸闷不饥，午后身热，苔白不渴，脉弦细而濡。本证因湿热内阻所致，故用杏仁开肺气化湿，白蔻仁芳香化湿，薏苡仁淡渗利湿，三焦同治，具有宣上、畅中、渗下之功，使气行湿化。厚朴、半夏行气化湿，滑石、通草、竹叶清利湿热。加减：若湿温初起，卫分症状较明显者，可加藿香、香薷以解表化湿；若寒热往来者，可加青蒿、草果以和解化湿；若见小便不利者，可加泽泻、车前子、通草等利尿。若见舌苔黄腻，热重于湿者则不宜使用本方。

【案例】

1.丁甘仁医案：李左，湿温四天，身热有汗不解，胸痞泛恶，口干不多饮，舌苔薄腻而黄，脉濡滑而数。伏邪湿热，漫布三焦，气机不宣，痰浊交阻，胃失和降。治宜宣气淡渗。光杏仁（三钱），清水豆卷（四钱），鲜竹茹（一钱五分），江枳实（一钱五分，同炒），茯苓皮（三钱），通草（八分），白蔻仁（一钱），块滑石（三钱），佛手露（冲，一两），生熟苡仁（各三钱），仙半夏（一钱五分），酒炒黄芩（一钱五分），鲜藿香、佩兰（各一钱五分）。按：此案为湿温之典型，三焦气机不宣，用三仁汤加减。方中藿香、白蔻仁芳香化湿；枳实、半夏行气燥湿运脾；杏仁开泄肺气于上，使肺气宣降，则水道自调；茯苓、苡仁淡渗利湿于下；佩兰加强化湿之力；黄芩清热；佛手露加强行气之功。诸药配合，共同作用。摘自：丁甘仁.丁甘仁医案［M］.上海：上海科学技术出版社，2001.

2.刘吉善医案：叶某，女，29岁，2008年7月1日初诊。患者半月前因外感出现咳嗽、咳痰、咽部不爽、肢体酸痛乏力，在家自行服用感康、阿莫西林胶囊，疗效不佳，遂来就诊。来时除有上述症状外又见脘腹胀满、纳呆、头昏重，舌质淡，苔厚微黄，脉濡细。证属风热犯表，脾虚湿困，胃失和降。治宜疏散风热，宣肺利湿，健脾和胃。药用：杏仁15g，白蔻10g，薏苡仁20g，厚朴10g，法半夏15g，通草6g，滑石15g，竹叶15g，砂仁10g，莱菔子30g，连翘10g，薄荷10g，枳壳15g。1剂，每日1剂，分2次，餐后半小时温服。1剂后病去大半，继以上方加减，再服1剂咳止表解，饮食正常。按：本例患者外感风热，肺失宣降，继而湿停于内，克犯脾土，脾胃为湿所困，表里同病，故见咳嗽、咳痰、咽痛、肢体酸痛、纳呆、脘腹胀满。治以三仁汤为主加连翘、薄荷以助解表，加砂仁、莱菔子、枳壳和中除胀，健脾利湿，内外兼治，故诸症自除。摘自：时增科.刘吉善主任医师运用三仁汤经验［J］.河南中医，2009，29（12）：1164-1165.

3.刘吉善医案：张某，男，23岁，2008年7月12日初诊。患者腰及双膝疼痛2月余，2月前确诊为强直性脊柱炎，一直服用止痛药及免疫抑制剂，来诊时仍表现腰部疼痛剧烈，活动受限，晨起加重，双膝疼痛不定，全身畏凉，舌质淡，苔白，脉弦紧。证属风寒湿邪闭阻经络，阳气闭阻于内。治以祛风利湿，散寒通痹，通络止痛。药用：杏仁10g，白蔻10g，薏苡仁30g，厚朴10g，法半夏15g，通草6g，防己15g，姜黄15g，海桐皮15g，延胡索30g，鸡血藤30g，夜交藤30g，赤芍30g，白芍30g，生甘草6g。1剂，每日1剂，分2次，餐后半小时温服。1剂后腰膝疼痛有所减轻，继以上方加减30剂，疼痛基本缓解，腰腿活动自如。按语：痹证多属风寒湿三邪闭阻肢体经络所致，三邪之中唯有湿邪最为缠绵难去。本例三邪闭阻肢体经络，阳气不能外达温阳经脉，故见腰膝疼痛，晨起重，畏凉。治以三仁汤去竹叶、滑石之寒凉，加防己、姜黄、海桐皮祛风通络；加鸡血藤、夜交藤、赤芍、白芍、生甘草活血祛风，柔阴止痛。此例用三仁汤加减祛风除湿，通利全身阳气，筋脉得以温养，痹痛自除。摘自：时增科.刘吉善主任医师运用三仁汤经验［J］.河南中医，2009，29（12）：1164-1165.

23.银翘马勃散

【原文】湿温喉阻咽痛，银翘马勃散主之。银翘马勃散方（辛凉微苦法）：连翘一两，牛蒡子六钱，银花五钱，射干三钱，马勃二钱。上杵为散，服如银翘散法。不痛但阻甚者，加滑石六钱、桔梗五钱、苇根五钱。（上焦篇45）

【释义】湿温病如出现咽喉阻塞疼痛，用银翘马勃散治疗。

肺主全身的气，而在湿温病中，因湿邪阻遏而致肺的气机不能宣化，如一阴一阳（一阴指手少阴君火，一阳指手少阳胆火）的火都上聚而郁结于咽喉，就会出现咽喉的阻塞疼痛。因肺金有病而不能平抑胆木，胆木反可挟心火而上灼于肺金。喉部为肺金所系，因而如肺金火盛就会引起咽喉部的阻塞和疼痛。如病变侧重于气分，以咽喉的阻塞为主；如病变侧重于血分就以咽喉的疼痛为主。因病变在上，所以治疗用轻清宣开方药。

【临床应用】银翘马勃散具有清热利咽的功效，主治湿温喉阻咽痛。本证因湿温郁肺、上阻咽喉所致，故用金银花、连翘清热解毒、开泄肺气，牛蒡子疏散风热、利咽散结，射干解毒利咽，马勃解毒消肿利咽。全方轻清宣开，少佐苦寒解毒利咽，故属于"辛凉微苦法"。加减：咽痛甚者，加板蓝根、蒲公英加强清热解毒凉血之效；喉不痛，但阻甚者，加滑石、桔梗、苇根；热毒甚者，加用蒲公英、鱼腥草、大青叶以清热解毒；咳嗽者，加前胡、桔梗协助开宣肺气，祛风止咳；有痰者，加半夏、瓜蒌燥湿化痰；咽痒者，加蝉蜕、僵蚕祛风止痒。

【案例】

1.伍炳彩医案：李某，女，35岁，教师。3周前因感冒而出现恶寒发热、鼻塞流涕、头痛微咳等症。自服感冒药后，诸症渐愈，唯咳嗽加剧，咽喉干痒疼痛，痒则咳嗽，昼夜不休，干咳少痰，口鼻干燥。查体见咽部充血明显。舌质红苔薄黄，脉浮稍数。予银翘马勃散合桑杏汤加减：银花12g，连翘12g，马勃10g，牛蒡子6g，射干10g，杏仁10g，桑叶10g，浙贝10g，北沙参15g，栀子6g，钩藤10g，薄荷5g，嘱煎药时再自加梨皮半个。前后服药7剂而获痊愈。摘自：夏鑫华.伍炳彩运用银翘马勃散经验［J］.江西中医药，2003，34（10）：5-6.

2.伍炳彩医案：刘某，女，47岁。近2个月来时觉胸闷不舒，胸中似有物堵塞，气短乏力，心烦不寐。自觉咽喉有痰，梗阻不适（素有慢性咽喉炎）。胸透及心电图检查未见异常。舌质偏红，苔淡黄根厚，脉弦滑。予银翘马勃散合茯苓杏仁甘草汤加减：银花10g，连翘10g，马勃10g，牛蒡子6g，射干10g，茯苓10g，杏仁10g，甘草6g，郁金10g，枇杷叶10g。服药5剂，胸闷减轻，胸中堵塞感消除，咽喉痰阻感较前减轻，唯稍觉胸痛、疲乏。守方加丹参10g、太子参15g，继服7剂而愈。近期随访无复发。按：胸部乃心、肺寄居之所，故胸闷一症多与心、肺二脏气机不畅有关。而导致气机不畅的原因，伍师认为湿、痰、饮、瘀邪为多。此例病人，观其症状，乃痰湿阻滞，肺气不宣，渐郁化热而致，用银翘马勃散一可清痰郁之热，二可祛除咽部之湿，使门户开阖正常，肺气升降有序；茯苓杏仁甘草汤宣肺化痰除饮，乃治胸痹气短之常用方；郁金枇杷叶行气化痰，是伍师治胸闷常用的药对；后合丹参、太子参可补气活血解郁。诸药合用，效如桴鼓。摘自：夏鑫华.伍炳彩运用银翘马勃散经验［J］.江西中医药，2003，34（10）：5-6.

3.刘良徛医案：患者邓某，男，29岁，江西南昌人。2016年1月21日到本院门诊就诊。患者自诉6天前开始出现咳嗽，咳痰，鼻塞，流涕，自行服用西药（药物不明），服药后症状未见好转，遂来我院求诊。刻诊：咳嗽，咳黄脓痰，量多，易咯出，咳甚时感头晕及胸闷、胸痛，鼻塞，流黄脓涕，声音嘶哑，咽喉痒痛、梗塞，盗汗，汗出多，全身无力，恶风怕冷，无口苦，口干欲饮，无头痛，四肢酸痛，纳可，寐欠安，大便干，小便偏黄。舌质红、苔薄黄，脉浮数。查体：两肺未闻及干湿啰音，咽部充血红肿。辅助检查：白细胞11.23×10⁹/L。胸片未见明显异常。中医诊断：咳嗽病。辨证：外感风寒，营卫不和，肺气不利。治法：解肌祛风，调和营卫，降气化痰止咳。选方：桂枝加厚朴杏子汤合银翘马勃散化裁。处方：桂枝12g，芍药10g，杏仁10g，桔梗15g，厚朴10g，金银花10g，连翘10g，马勃6g，射干10g，牛蒡子10g，紫菀10g，苍术12g，浙贝母10g，生姜3g，大枣10g，炙甘草10g。3剂。水煎服，日1剂，分2次温服。嘱患者避风，忌辛凉辛辣、温燥、肥腻之品。2016年1月24日二诊，咳嗽、咳痰及咽喉痒痛症状改善。守上方再服5剂愈。摘自：赖海斌、刘良徛.刘良徛巧用经方治疗咳嗽验案1则［J］.江西中医药，2016，47（8），27-28.

24.宣痹汤

【原文】太阴湿温，气分痹郁而哕者（俗名为呃），宣痹汤主之。宣痹汤（苦辛通法）：枇杷叶二钱，郁金一钱五分，射干一钱，白通草一钱，香豆豉一钱五分。水五杯，煮取二杯，分二次服。（上焦篇46）

【释义】湿温病手太阴肺经病变，如湿热郁阻气机，可致喉间呃呃连声作响的哕（俗称"呃"）。对本病证的治疗用宣痹汤。

凡是上焦清阳之气郁阻不得宣通的，都可引起哕，所以治疗以轻宣肺气的痹阻为主。

【临床应用】宣痹汤具有苦辛通阳、轻宣肺痹的功效，主治太阴湿温，气分痹郁而哕者，证见呃逆、胸痛或咽中不爽，常有异物梗阻感。本证因湿热痹阻肺气，上焦气机升降失调所致，故用枇杷叶清肺化痰降气，郁金开郁行气，射干清热降气消痰，通草宣通脉络，香豉能升能散，有宣通上焦之功。全方有辛开、苦降、宣通的特点，故属于"苦辛通法"。加减：郁热较重常加银花、连翘宣散郁热；热毒重者，加重楼、大青叶等清热解毒；痰多可加蒌皮、橘红、浙贝母等理气化痰；痰稠胶结不易咯出者加瓜蒌仁、海浮石化痰散痰；胸闷不适加蒌皮、党参、丹参宽胸理气活血；气逆常合用旋覆代赭汤，两方一宣一降，通畅气机；气滞胃胀、痛等加佛手、香附、香橼，理气解郁；久病伤阴或素体阴虚，重用沙参、麦冬清养肺胃之阴，润痰以助排痰；兼瘀阻者，加降香、路路通等味活络祛瘀。

【案例】

1. 陈明轩医案：陈某，男，45岁，龙海市角美镇人，1995年5月21日就诊。主诉：呃逆5天。患者从5天前开始呃逆频频，每3～5分钟1次，昼夜不停，经多种治疗无效前来就诊。诊见：呃声洪亮，身体振动强烈，频频发作，面色晦，眼眶暗，舌苔微黄腻，脉弦濡滑。治以宣痹汤：枇杷叶10g，郁金7.5g，香豉7.5g，射干4.5g，白通草4.5g，水煎服，1日1剂，服2剂症状减轻，3剂而愈。摘自：陈明轩.宣痹汤治呃逆25例［J］.福建中医药，1998，29（4）：46-47.

2. 刘喜明医案：张某，男，59岁，2013年1月11日首诊。患者自诉吸烟后胸部不适5月余，既往有慢性浅表性胃炎病史、焦虑症病史。现胸痛，自胸骨右侧向两侧放射，按之痛减，面色偏暗，口腔有灼热感，眠可，大便三日未行，小便可。外院CT示："右肺中叶肺大泡"。舌暗红，苔薄白，脉弦。诊断肺痹，考虑为胸膈气机不利。处方：瓜蒌皮15g，炒枳实10g，法半夏9g，炙枇杷叶12g，淡豆豉10g，降香6g，薤白9g，旋覆花10g，郁金15g。2011年5月25日二诊：患者自诉右侧胸闷窜痛减轻，口腔灼热消失，大便日一次。舌暗红，面色暗。诊断胸膈气机不利，兼血瘀。上方加醋香附9g，茜草10g。摘自：王春霞，刘喜明.上焦宣痹汤临床应用心得［J］.中医药通报，2014，6（13）：13-14+16.

3.刘喜明医案：周某，女，81岁，2011年2月5日首诊。患者胸闷5年，生气后加重，冬季后腰怕凉，轻微急躁，无恶心，经调，二便可，面有浊气，舌偏暗，舌系带下青紫，脉弦数。考虑为肝郁气滞，郁而化热所致。处方：柴胡9g，赤白芍10g，炒枳实9g，瓜蒌皮15g，淡豆豉9g，郁金15g，炙枇杷叶12g，炙甘草3g。30剂，水煎服，每日2剂。2011年10月22日二诊：患者自诉胸闷减轻，腰疼消失，怕冷减，喜叹息，舌偏嫩苔薄白，脉弦。考虑为气机瘀滞，肝血不足所致。处方：柴胡9g，白芍12g，当归10g，郁金12g，炒枳实10g，瓜蒌皮15g，炙枇杷叶12g，淡豆豉10g，炙甘草6g，醋香附9g。30剂，水煎服，每日2剂。2011年12月17日三诊：患者自诉胸闷基本消失。摘自：王春霞，刘喜明.上焦宣痹汤临床应用心得［J］.中医药通报，2014，6（13）：13-14+16.

25.千金苇茎汤加滑石、杏仁汤

【原文】太阴湿温喘促者，千金苇茎汤加杏仁、滑石主之。千金苇茎汤加滑石杏仁汤（辛淡法）：苇茎五钱，

薏苡仁五钱，桃仁二钱，冬瓜仁二钱，滑石三钱，杏仁三钱。水八杯，煮取三杯，分三次服。（上焦篇47）

【释义】湿温手太阴肺经病变，出现呼吸急促而喘的，治疗用千金苇茎汤加滑石杏仁汤。

《金匮要略》中说：喘是属于上焦的病变，主要表现为呼吸短促。本证所发生的喘是由于湿热蕴蒸而成痰，痰阻于肺就会导致喘促不宁。治疗用千金苇茎汤化痰泄热，清宣肺气，加杏仁、滑石可宣降肺气，通利小便，上药合用可清化痰热，也就是"逐热饮"。如是由寒饮壅阻于肺而引起的喘咳，应按照痰饮的治法，不在本条所述之例。

【临床应用】千金苇茎汤具有清热利湿、泻肺平喘的功效，主治湿热阻肺而喘促者。加减：热甚者，加黄芩清泻肺热；痰多喘甚者，加葶苈子、苏子、半夏、前胡、瓜蒌壳、枇杷叶等宣肺降气，止咳化痰。一般湿热咳嗽气血瘀滞之象不及肺痈，可去活血化瘀之桃仁。

【案例】

1.李士懋医案：刘某，男，57岁。2004年4月10日初诊：咳痰月余，咽塞胸闷，脘痞纳呆，精神困顿，便溏，日2次。脉弦细濡数，舌略暗，苔白腻。证属湿邪阻遏，肺气不宣，法宜化湿宣肺。方宗：千金苇茎汤加减。芦根30g，薏苡仁30g，冬瓜仁30g，桃仁10g，鱼腥草30g，杏仁12g，前胡10g，橘红9g，半夏12g，茯苓15g，桔梗10g，石菖蒲9g。4月24日二诊：上方共服14剂，咳止痰消，胸脘痞闷除。摘自：李士懋，田淑霄.平脉辨证治专病［M］.北京：中国中医药出版社，2014.

2.何德昭医案：张某，女，6岁，1983年8月5日诊。

反复发作哮喘、喘嗽已3年，10天前再次发病，服中药2剂（药不详），病势无进退。入院输液，用青霉素、链霉素、氨茶碱等西药，4天后病情缓解出院，咽中仍可闻痰鸣，腹胀纳呆。前夜再度发烧，痰鸣，呼吸迫促，痰白稠量多，小便短赤。前医进麻杏石甘汤合泻白散加味1剂，昨夜汗多体温降低，但哮喘不减，精神更加萎靡不振，面色青黄，脉濡滑数，舌质微红，苔白黄而腻。用千金苇茎加杏仁、滑石、葶苈子方加入地龙、桑皮清热定喘。方用：杏仁、葶苈子各8g，芦根、滑石各15g，薏苡仁、冬瓜子各12g，桑皮10g，桃仁、地龙各6g。1剂即见效机，再剂哮喘基本平定，去葶苈子、桑皮、地龙，加瓜壳、百部、苏子各8g，再进1剂痊愈。摘自：何德昭.用千金苇茎加杏仁、滑石、葶苈子方治疗小儿湿热哮喘［J］.四川中医，1987（8）：18-19.

26.桑杏汤

【原文】秋感燥气，右脉数大，伤手太阴气分者，桑杏汤主之。桑杏汤方（辛凉法）：桑叶一钱，杏仁一钱五分，沙参二钱，象贝一钱，香豉一钱，栀皮一钱，梨皮一钱。水二杯，煮取一杯，顿服之，重者再作服（轻药不得重用，重药必过病所。再一次煮成三杯，其二三次之气味必变，药之气味俱轻故也）。（上焦篇54）

【释义】秋季感受燥气为病，称为秋燥。在初起时，右手脉象数而大，是燥邪伤于手太阴肺经气分，用桑杏汤治疗。

前人有种说法：在六气之中，只有燥不会引起疾病。

这种说法恐怕是不符合实际情况的。大概因为在《内经》的病机十九条中没有秋季感受燥邪致病一条，所以会有这种错误的说法。在阳明司天之年，难道没有燥金的病变吗？一般来说，春秋季节的气候，与夏季之太热、冬季之太冷相比，是比较平和的。从外感疾病的病因来看，冬夏季节的伏气温病较多，而感受当令之气发病的较为少些；从外感疾病的病情来看，因伏气而发病的较为重些，而因感受当令的燥邪，所以初起时病变必在肺卫，对其治疗，用桑杏汤可以清肺卫的燥邪而宣降肺气。

【临床应用】桑杏汤具有清宣温燥、凉润止咳的功效，主治外感温燥证，证见肺津灼伤，头痛，身不甚热，干咳无痰，咽干口渴鼻燥，舌红，苔薄白而干，脉浮数而右脉大。本证因燥热伤肺所致，故用桑叶清宣肺热，杏仁宣肺止咳，香豉解表透热，象贝母清化痰热、润燥止咳，栀子皮清热解毒，沙参养阴清肺，梨皮清热润肺。加减：心烦急躁，或胃中嘈杂不舒等，加黄芩、知母、连翘等；如咳嗽、少痰、咽干等，可加前胡、冬花、白前等；口舌干燥，鼻咽燥热，舌红苔薄而干等，可加麦冬、芦根、天花粉、玉竹等。

【案例】

1.李爱朵医案：患者，女，45岁，干部，于1985年5月10日初诊。因受冷发病，症见头痛、发热全身不适，继而咳嗽痰多，呈白色浓痰。经当地诊治头痛发热减轻，但咳嗽不减，尤以早晚为甚，虽经辗转月余，历经数医之手但前症未减，症见咳嗽痰多色黄且黏稠难咯，胸部憋闷、口渴、便黄、舌红、苔黄厚腻、脉弦滑，属痰热蕴肺，肺失宣降，治宜清泻肺热，化痰止咳，投桑杏汤加减。处方：桑白皮、杏仁、败酱草各15g，桔梗、紫菀各12g，黄芩、半夏、葶苈子、陈皮各10g，生石膏30g，甘草9g，服3剂。进上方后患者自觉咳嗽明显减轻，胸痛缓解，咯痰减少，遂以前方去石膏，加贝母、远志各9g，继服5剂而诸症俱愈。

摘自：李爱朵.桑杏汤治疗顽痰久咳［J］.现代中西医结合杂志，1999，8（08）：1298-1299.

2.王雪峰医案：马某，女，8岁4个月，2010年10月1日初诊。咳嗽8个月。患儿于8个月前无明显诱因始发热2天，咳嗽，喉间痰鸣。曾就诊于外院，诊断为肺炎支原体感染，予口服易坦静（氨溴特罗口服溶液），静脉滴注红霉素、喜炎平针剂8周，仍咳嗽，痰少难咯，大便干，喑哑。既往反复呼吸道感染病史。查体：神情状可，双肺听诊呼吸音粗，可闻及干鸣音，心音钝，节律整。舌红，苔黄，指纹紫于风关。诊断：咳嗽，辨证为温燥咳嗽，治以清肺润燥，宣肺止咳。处方桑杏汤加减，方药如下：桑白皮、炒杏仁、前胡、芦根、金银花、黄芩、麦冬、玄参、淡竹叶各10g，桔梗、胖大海、牛蒡子、甘草各5g，辛夷花6g，生龙牡各30g，6剂，每日5剂。煎煮方法：中药浸泡30分钟后，用武火煮沸后改成文火再煎30分钟，将药汁倒出，再加入冷水煎煮，武火煮沸后改成文火再煎20分钟，将药汁倒出与前次药汁混合，少量频服。2010年10月7日复诊，鼻塞，偶咳，盗汗，大便干。查体：神清合作，呼吸平稳，面色萎黄，舌红，苔白厚腻，上方去金银花、胖大海、淡竹叶、牛蒡子，加荆芥7.5g，茯苓、瓜蒌各10g，山药15g，每日5剂，煎煮方法同前。5剂后痊愈，随访8个月，病情无反复。摘自：秦胜娟，王雪峰，吴振起.王雪峰教授中医治疗小儿秋燥咳嗽经验撷萃〔J〕.中国中西医结合儿科学，2011，03（06）：499-500.

3.赵云长医案：李某某，女，23岁，本院护士，初诊1986年11月2日。患者近半月来便秘，大便干燥如羊屎，欲解而不得出，口干鼻燥，烦躁，腹部不适，饮食一般，用灌肠、甘油栓，或口服甘露醇只收一时之效。妊娠3个月，诊其脉缓略细，舌质红苔薄白。思今秋气候炎热，久旱无雨，虑为肠燥便秘。妊娠不可峻下，予桑杏汤加减：桑叶6g，杏仁10g，北沙参25g，川贝10g，山栀6g，甘草3g。2剂，水煎服。大便通畅，余症消失，随访一年未复发。摘自：赵云长.桑杏汤治疗便秘〔J〕.江西中医药，1990（04）：29.

27.沙参麦冬汤

【原文】燥伤肺胃阴分，或热或咳者，沙参麦冬汤主之。沙参麦冬汤（甘寒法）：沙参三钱，玉竹二钱，生甘草一钱，冬桑叶一钱，麦冬三钱，生扁豆一钱五分，花粉一钱五分。水五杯，煮取二杯，日再服。久热久咳者，加地骨皮三钱。（上焦篇56）

【释义】如燥邪灼伤了肺胃阴液，或表现为身热不退，或表现为干咳不止的，用沙参麦冬汤治疗。这一条所述的病证，比上面二条的病情要深入一层，所以必须用甘寒养阴生津之剂来救肺胃之阴。如肺热较甚而身热、咳嗽日久不愈的，可加入地骨皮9g。

【临床应用】沙参麦冬汤具有清养肺胃、甘寒生津的功效，主治风温恢复期，肺胃阴伤，余邪未净，证见低热不退或不发热，口干舌燥而渴，身疲乏力，或干咳，干呕食少，舌苔薄而干，脉细数。本证因肺胃阴伤所致，故用沙参、麦冬、玉竹、天花粉滋阴生津，桑叶清宣肺热，生扁豆、生甘草补中化湿。加减：咳嗽较重者，加贝母、杏仁等；伴咳血者，加仙鹤草、白及、阿胶等；大便燥结，加全瓜蒌、火麻仁；胃津伤而口渴甚者，可兑入梨汁而服。

【案例】

1.李国琳医案：患者，女，63岁，2013年10月3日初诊。反复咳嗽、咳痰、气喘4年余，每因气候变化而加重，每年持续6个月以上，曾服用复方甲氧那明以及头孢地尼症状不能改善，现患者咳、痰、喘，偶有脓痰及咯血症状，舌红苔薄，脉沉细。查体：心肺（-），咽部有淋巴滤泡。胸片示：两肺纹理增粗。西医诊断：慢性支气管炎。中医诊断：咳嗽，辨证为久咳伤阴，肺失润养。治以滋阴润肺。方用沙参麦冬汤加减：北沙参30g，麦冬20g，扁豆20g，黄芩10g，玄胡10g，玄参10g，玉竹10g，枸杞子25g，决明子10g，菊花10g，蝉蜕6g，射干10g，甘草8g。7剂，水煎服，早晚温服。服7剂后症状明显改善，守方如上，再进14剂，诸症皆消。摘自：马啸，李国琳，童佳兵，等.李国琳运用沙参麦冬汤临证举隅［J］.世界中西医结合杂志，2014（07）：686-688.

2.李国琳医案：患者，男，25岁，2013年8月2日初诊。反复咳嗽、咳痰一年余，夜咳明显，痰白质稀，量多，伴胸闷，症状时轻时重，多次就诊于外院，诊断为"咳嗽变异性哮喘"，服用中西药。现患者咳嗽、咳痰、胸闷，并伴有胃部不适。查体：咽部暗红，左上肺可闻干啰音，心率70次/分，舌暗胖，齿痕，苔白腻，脉沉细，血常规提示嗜酸性粒细胞偏高。西医诊断为咳嗽变异性哮喘，中医诊断为哮病，辨证为肺阴亏虚。治当养阴止咳，清热化痰。以沙参麦冬汤为主方化裁：北沙参20g，麦冬10g，玉竹10g，玄参10g，冬桑叶10g，桔梗10g，蝉蜕6g，白前10g，百部10g，半夏10g，杏仁10g，茯苓10g，建曲10g，绞股蓝10g，炙甘草8g。7剂，水煎服，早晚温服。复诊，服7剂后症状明显改善，舌淡黄苔薄白，脉细，原方去温燥之百部、白前、半夏，再予7剂，至今3月没有复发。摘自：马啸，李国琳，童佳兵，等.李国琳运用沙参麦冬汤临证举隅［J］.世界中西医结合杂志，2014（07）：686-688.

3.李国琳医案：患者，女，52岁，2013年7月6日初诊，患者常年口腔溃疡，口腔内有1～2处溃疡点，溃烂面颜色呈灰白色，易于反复发作，或此愈彼起、绵延不断，睡眠差，多梦易醒，盗汗，大便干，舌红、少苔，脉细数。此病为阴虚火旺所致，宜养阴生津，予沙参麦冬汤加味：北沙参30g，麦冬20g，淮小麦30g，远志12g，天花粉10g，桑叶10g，绞股蓝12g，玉竹15g，酸枣仁30g，生地15g，女贞子15g，芦荟3g，甘草10g。7剂，水煎服，早晚温服。复诊，患者述服3剂后溃疡即消退，睡眠可，李老嘱患者忌食辛辣刺激，多食富含维生素食物。摘自：马啸，李国琳，童佳兵，等.李国琳运用沙参麦冬汤临证举隅［J］.世界中西医结合杂志，2014（07）：686-688.

28.翘荷汤

【原文】燥气化火，清窍不利者，翘荷汤主之。翘荷汤（辛凉法）：薄荷一钱五分，连翘一钱五分，生甘草一钱，黑栀皮一钱五分，桔梗二钱，绿豆皮二钱。水二杯，煮取一杯，顿服之。日服二剂，甚者日三。（上焦篇57）

【释义】感受燥邪后，燥邪化火上犯而致清窍不利的，用翘荷汤治疗。清窍不利的表现有：耳鸣、两目红赤、齿龈肿胀、咽喉疼痛。用翘荷汤可以清上焦气分的燥热之邪。

【临床应用】翘荷汤具有清利头目、清热解毒的功效，主治燥邪化火上干清窍证，证见耳鸣目赤，龈胀咽痛。本证因燥热上郁清窍所致，故用连翘、薄荷疏解风热，山栀、绿豆皮清泄三焦之火，桔梗宣肺开窍，生甘草和中解毒。加减：耳鸣明显者，属少阳胆经之经气不利，可加羚羊角、苦丁茶以清肝胆之热；若目赤明显者，乃燥热犯于足厥阴肝经，可加鲜菊花、苦丁茶、夏枯草以清肝热；若咽痛明显者，属肺卫之热上扰，可加牛蒡子、黄芩以清肺胃而利咽喉。

【案例】

1.阮诗玮医案：候某，男，77岁，2012年9月22日初诊。患者被确诊为"紫癜性肾炎"3年余。就诊前3日突感咽痒，咽痛，咳嗽，无恶寒、发热、咳痰，未治疗。2日前咳少量白黏痰。刻下：咽痒，咽痛，咳嗽，痰少色黄，偶有喷嚏，无恶寒、发热、流涕、口干、皮肤紫癜、关节疼痛，饮食睡眠可，尿中泡沫较前增多，大便质黏。舌尖红有点刺，苔黄厚腻，脉浮滑。辅助检查：尿常规：隐血2+，尿红细胞195个/μL、28个/HP。药用：连翘15g，鸡苏散15g，炒栀子6g，桔梗6g，赤小豆15g，石韦15g，鱼腥草15g，黄芩6g，龙舌草15g。共14剂。2012年9月15日二诊：时有咽痛，小便色深黄，小便泡沫减少，腰酸，纳可，寐安，大便黏腻，舌红苔黄厚腻，脉弦滑。予上方加茜草15g，上巳菜15g。共14剂。2012年8月9日三诊：尿中少量泡沫，纳可，寐安，大便质黏。舌红苔黄厚腻，脉弦滑。辅助检查：尿常规：正常。摘自：方潇婷，阮诗玮.阮诗玮运用翘荷汤论治邪热犯肺型慢性肾病血尿经验［J］.中医药通报，2015，14（04）：36-38.

2.成肇仁医案：刘某某，女，63岁，初诊：2011年12月21日。诉干咳半月，呈阵发性呛咳，咽干痛而痒，伴畏寒。舌暗红，苔薄黄，脉细弦。查其咽红（+）。处方：麻黄6g，生石膏30g（先煎），杏仁10g，连翘15g，薄荷、僵蚕各6g，桔梗、浙贝、炒牛蒡子各10g，白前、紫菀、射干、旋覆花（布包）、苏叶、枇杷叶各10g，白芍15g，甘草6g。7剂，水煎服。摘自：樊讯，成肇仁.成肇仁治疗咳嗽经验［J］.河南中医，2014，34（01）：32-33.

3.余春医案：辛某，女，42岁，2009年11月17日初诊。症见口干眼干1月余，伴发热1周。2009年在宁夏医科大学附属医院经体检测及唇腺活检明确诊断为原发性干燥综合征。近日无明显诱因反复发热，西医院建议加用强的松口服，患者改往中医院求治。现症见发热，T 37.5～38℃，微恶风寒，略感口渴，咽干咽痛，大便干，牙龈肿痛，舌红苔薄黄，脉浮数。用吴鞠通《温病条辨》翘荷汤加减，此方对上焦气热化火，上扰清窍，尤其对上焦耳、目、牙龈、咽等部位，表现为清窍不利，如咽痛、目赤、龈肿、耳鸣等，此为辨证着眼点，为燥热化火所致。本方具有疏风清热、利咽清肿、通泻里热之功效。处方：生石膏30g，蒲公英20g，牛蒡子、板蓝根各15g，连翘、桔梗各12g，薄荷、栀子、荆芥、淡竹叶各10g，大黄6g（后下），甘草8g。1天1剂，水煎服，7天为1疗程。用药1周后，发热缓解，体温正常，原方续服1周后自行停药，3月后随访未再出现发热等症。摘自：余春，童安荣，魏冬梅.翘荷汤治疗早期干燥综合征体会［J］.陕西中医，2011，32（12）：1695-1696.

29.清燥救肺汤

【原文】诸气膹郁，诸痿喘呕之因于燥者，喻氏清燥救肺汤主之。清燥救肺汤方（辛凉甘润法）：石膏二钱五分，甘草一钱，霜桑叶三钱，人参七分，杏仁（泥）七分，胡麻仁（炒研）一钱，阿胶八分，麦冬（不去心）二钱，枇杷叶（去净毛，炙）六分。水一碗，煮六分，频频二三次温服。痰多加贝母、瓜蒌；血枯加生地黄；热甚加犀角、羚羊角，或加牛黄。（上焦篇58）

【释义】痿：身体的某一部分失去功能，如肢体弛缓无力，甚至则肌肉萎缩。在《内经》病机十九条中所说的各种气机郁阻而致呼吸急促、胸部作闷病证，或各种下肢痿软不能行走、气喘、呕吐等病证，如是由于感受燥邪而引起的，用喻嘉言的清燥救肺汤治疗。

【临床应用】清燥救肺汤具有清燥润肺、养阴益气的功效，主治温燥伤肺、气阴两伤证，证见身热头痛，干咳无痰，气逆而喘，咽喉干燥，鼻燥，心烦口渴，胸满胁痛，舌干少苔，脉虚大而数。方中重用桑叶质轻性寒，轻宣肺燥，透邪外出，为君药；臣以石膏辛甘而寒，清泄肺热；麦冬甘寒，养阴润肺；人参益气生津，合甘草以培土生金；胡麻仁、阿胶助麦冬养阴润肺，杏仁、枇杷叶苦降肺气，甘草兼能调和诸药。临证以身热，干咳无痰，气逆而喘，舌红少苔，脉虚大而数为辨证要点。加减：发高热者，可加羚羊角、水牛角以清热凉血；痰多者加川贝母、瓜蒌以润燥化痰；咯血者加藕节、白茅根、生侧柏、仙鹤草以凉血止血；若有恶寒发热身疼等表证的，则去阿胶、胡麻仁之滋腻，以防滞邪，再加桔梗、前胡以宣肺祛痰。

【案例】

1.刘复兴医案：朱某，男，31岁，2003年10月23日初诊。全身皮肤红斑、鳞屑、瘙痒反复发作2年余，加重半月。素体健康，无特殊嗜好。2年前无明显诱因发病，躯干四肢皮肤相继出现红斑、鳞屑伴瘙痒，曾迭经中西医内服、外治，病情时好时坏，长期间断服用中药汤药（阳和汤、荆芩加减等）。近半月来，病情发作加剧。诊见：全身皮肤除掌跖外，泛发红斑、鳞屑、皮疹融合成大片状，颈部、双上肢伸侧尚可见少许粟粒大脓疱，伴瘙痒、灼热、烦躁、口鼻干燥、晨起额头出汗、低热、眠差、二便调，舌淡苔薄白，脉细数。诊断：银屑病进展期，中医辨证属温燥伤肺。拟清燥润肺，稍佐凉血，方用清燥救肺汤加减。处方：冬桑叶、炙枇杷叶、阿胶（另包烊化）、炒胡麻仁、杏仁各15g，沙参、麦冬、煅石膏、生地、水牛角、小红参各30g，炙甘草6g。2剂，2天1剂，水煎服。二诊：灼热瘙痒明显减轻，红斑颜色变淡，脓疱干涸，体温正常，口鼻干燥好转，无出汗，纳眠可，二便调，舌淡、苔薄白，脉细微数。守方续服2周，诸症明显消退，病情稳定。三诊：已无灼热瘙痒，夜能安卧，躯干四肢、头面原大片状红斑、鳞屑明显消退，唯颈部、腰骶部、双腋前可见小片状淡红斑、鳞屑。四肢末端下垂后发紫，舌淡苔薄白，脉细。守方加红花6g，当归15g，续服1周，上症改善，病情稳定趋愈。摘自：黄虹，潘莉虹，刘复兴.刘复兴老师运用清燥救肺汤治疗皮肤病举隅［J］.云南中医中药杂志，2004，25（04）：4-5.

2.黄科锋医案：邓某，女，62岁，退休干部，住院患者。患者素有肺结核病史，每年秋春季节病情复发。时值秋令，初起发热，头昏鼻塞，咽干口燥，咳嗽气促，痰中带血，由门诊辨证为秋燥犯肺遂收以入院观察。入院时主要症状：午后发热，腰膝酸软，形体消瘦，咳嗽气闭，痰中带血，脉虚兼数且芤。辨证属燥热伤肺，肺肾阴虚，气阴两伤证。治宜清燥、润燥、滋肾、益气生津，方用喻氏清燥救肺汤合生脉散加减：北沙参15g，正蛤蚧一对，瓜蒌皮12g，血驴胶10g，杭麦冬10g，川贝母6g，桑白皮10g，炒柏叶8g，五味子8g，地骨皮8g，生甘草3g，火麻仁10g。患者住院1个月，以治守清燥、润燥、滋肾、益气生津之法而达病愈。摘自：黄科锋，黄卫华，王立.浅谈喻嘉言"清燥救肺汤"的临床体会［J］.江西中医药，2012，43（10）：28.

3.印会河医案：李某，女，82岁。病咳喘胸憋，呼吸困难，不能平卧，喉间有声，已逾半月，经本市某某医院放射科透视，已确定为肺癌引起上列诸症。衰年患此，已排除外科手术治疗之可能性，故乃延余出诊。经诊得病人脉数口干，咳吐白沫不爽，已历两载有余，初尚能料理家务，并协助家庭看管小孩及做饭等事，近二周来，才因症状加重而不能下炕。余乃根据其病情以咳喘吐白沫为主，确定其病属肺痰，由肺热叶焦，热在上焦引起，故亦投用喻氏清燥救肺汤为主的方剂。由于其病为肺癌，乃加用了白花蛇舌草30g，半枝莲18g，令服5剂。据病人家属来云，药后喘平咳减，胸憋亦基本解除，继用前方一月有余，则病人已自能下地行走并协助家庭料理家务。摘自：印会河.从喻氏清燥救肺汤中得到的启示［J］.江西中医药，1982（01）：28-29+31.

30.杏苏散

【原文】燥伤本脏，头微痛，恶寒，咳嗽稀痰，鼻塞，嗌塞，脉弦，无汗，杏苏散主之。杏苏散方：苏叶，半夏，茯苓，前胡，苦桔梗，枳壳，生姜，大枣（去核），橘皮，杏仁，甘草。（上焦篇补2）

【释义】燥邪侵犯了肺胃本脏，可表现为头微痛，怕冷畏寒，咳嗽而吐清稀的痰，鼻塞不通气，咽喉也有阻塞感，脉象弦，身无汗等，用杏苏散治疗。

杏苏散是属于苦温甘辛法。因外感的是凉燥之邪，所以要用性味辛温而作用较轻的苏叶、前胡来宣透在表之邪。如见到没有出汗，脉象弦甚或紧的，说明燥气偏于寒，因而用辛温发汗作用较强的羌活，微微发汗，使邪从汗出。方中所用的甘草、桔梗可以从上而开肺气，枳壳、杏仁、前胡、黄芩可从下而降肺气，肺气一旦能宣通，则鼻塞、咽喉阻塞可以通畅，而咳嗽等症也可得到解除。橘皮、半夏、茯苓能祛化痰饮，温补肺胃的阳气。

【临床应用】杏苏散具有轻宣凉燥、理肺化痰的功效，主治外感凉燥证，证见恶寒无汗，头微痛，咳嗽痰稀，鼻塞咽干，苔白脉弦。本证因凉燥伤肺所致，故用苏叶发表散邪，杏仁苦温降气止咳，前胡散邪降气化痰，桔梗、枳壳理气宽胸，半夏、陈皮燥湿化痰，茯苓健脾渗湿，生姜、大枣调和营卫，以助解表，甘草调和诸药。方中药物多辛苦温之品，以达到辛散、苦降、温通之效，故属于"苦温甘辛法"。加减：无汗，脉弦甚或紧，加羌活以解表发汗；汗后咳不止，去苏叶、羌活，加苏梗以降肺气；兼泄泻腹满者，加苍术、厚朴以化湿除满；头痛兼眉棱骨痛者，加白芷以祛风止痛；热甚者，加黄芩以清解肺热。

【案例】

1.黄利兴医案：周某某，女，4岁，2013年2月28日初诊。患儿咳嗽反复4年余。近日晚上咳嗽多，咳嗽剧烈则有作呕感，白天咳嗽不多，有痰声，痰较深不易咯出，咳嗽时咽痛，伴有流清涕，喷嚏较多，大便日1次，欠畅，有时偏干，略喜荤，舌淡红苔薄白，脉略浮滑。诊断为肺中久有痰湿内停，外感风寒引动，兼有郁热。方用杏苏散加减：炙麻黄4g，茯苓7g，黄芩4g，陈皮5g，枳壳5g，法半夏7g，前胡5g，瓜蒌皮7g，杏仁5g，桔梗5g，炙甘草3g。患儿服药4剂后，诸症明显缓解。摘自：裴力娇，黄利兴.黄利兴副教授运用杏苏散治疗小儿咳嗽经验［J］.浙江中医药大学学报，2016（01）：47–48.

2.杨天红医案：李某，女，36岁，2006年3月6日初诊。患者头痛2月，经多方治疗效果不明显，平素靠止痛药类维持。诊见：头痛头胀，以两侧为主，连及巅顶，头重如裹，心烦，白天嗜睡，夜间失眠，舌质淡红，苔白略腻，脉滑，右寸略浮，诊断为头痛（椎动脉型），治宜清头目，祛痰浊。方用杏苏散加减：杏仁10g，苏叶10g，陈皮10g，墨旱莲10g，甘草6g，川芎12g，瓜蒌15g，桑白皮10g，地骨皮12g。2剂，水煎服。2006年3月12日二诊，头痛头胀十去七八。效不更方，再2剂而安。随访1月未复发。摘自：杨天红.杏苏散治验二则［J］.河南中医，2011，31（11）：1319-1320.

中焦篇

1.承气合小陷胸汤

【原文】温病三焦俱急，大热大渴，舌燥，脉不浮而躁甚，舌色金黄，痰涎壅甚，不可单行承气者，承气合小陷胸汤主之。承气合小陷胸汤方（苦辛寒法）：生大黄五钱，厚朴二钱，枳实二钱，半夏三钱，栝楼三钱，黄连二钱。水八杯，煮取三杯，先服一杯，不下，再服一杯，得快利，止后服，不便再服。（中焦篇10）

【释义】温病热势亢盛，可出现三焦俱病的情况，临床表现为：高热，口大渴，舌苔干燥，脉象不浮而非常躁急，苔呈金黄，咽喉部有许多痰涎壅滞。对于这种病证，不可单独使用承气汤治疗，应采用承气汤配合小陷胸汤的方法治疗。

所谓"三焦俱急"，是指上焦的邪热未清，已传入中焦阳明，从而出现了高热、口大渴、脉象躁急、舌苔干燥等症状。胃热炽盛则耗损阴液，甚至消烁肾水，此时若不及时使用攻下法，人体的阴液将有消耗殆尽的危险，但是投用攻下法，也有可能使上焦未清的余邪乘虚内陷形成结胸证。所以用小陷胸汤配合承气汤，来荡涤三焦的病邪，既能清热化痰，又能攻下腑实。由于病情很急，因此本方的作用也较峻猛。但是如果没有审察确定是本证，就不可使用本方。

【临床应用】承气合小陷胸汤具有清化痰热、泄热通腑的功效，主治三焦热结证，证见大热大渴，痰涎壅盛，舌燥，舌色金黄，脉不浮而躁甚。本证属于温病上焦痰热未清，邪热已入中焦而见阳明证，用小陷胸汤清热豁痰，小承气汤泻下热结。

【案例】

1.童安荣医案：许某，男，60岁，1989年11月25日以胸闷心前区持续性刺痛1天，伴心悸、口干、腹胀大便5天未行来我处就医。听诊心率136次/min，律不齐，可闻及早搏，每分钟6～8次，心电图示：急性前壁心肌梗死伴室上性心动过速而收住入院，舌质紫暗、苔黄腻，脉滑数。中医辨证为痰阻气滞血瘀，上焦痰热壅甚，中、下焦腑气不通。治宜清热通腑，理气豁痰，活血化瘀。拟方如下：生大黄、黄连各6g，川朴、红花、川芎、蒲黄、五灵脂各10g，枳实、全瓜蒌、苦参各15g，半夏、赤芍各12g，当归20g，加水700ml，煎至200ml口服，每日3次，2天内服完3剂。同时用50%葡萄糖40ml加西地兰0.4mg静推，早晚10h各1次后停用。5%葡萄糖250ml加复方丹参液20ml静滴，每日1次。11月28日，仍胸痛，大便已解，腹胀减轻，舌苔仍黄腻，脉滑，继用前法。制大黄8g，川朴、川芎、赤芍、蒲黄各10g，枳实、半夏各12g，全瓜蒌、苦参各15g，当归

18g，五灵脂6g，黄连3g，水煎常规服4剂。12月2日，胸闷疼痛止，心悸症状消失，大便正常，听诊心率82次/min，律不齐，舌质紫、黄腻苔已退，脉弦。虑其余热有伤阴之势故改用清热养阴、活血化瘀方，并停用液体。沙参、丹参各15g，麦冬、竹叶各12g，莲子心、赤芍、红花、五灵脂、蒲黄、苦参各10g。水煎常规服7剂。12月7日，胸闷疼痛再未发作，心电图示：前壁心肌梗死恢复期，在上方基础上加五味子10g，砂仁10g，继服4剂后病情好转出院。摘自：童安荣.承气合小陷胸汤治疗急性心梗1则［J］.陕西中医，1995（03）：122.

2.增液汤

【原文】阳明温病，无上焦证，数日不大便，当下之，若其人阴素虚，不可行承气者，增液汤主之。服增液汤已，周十二时观之，若大便不下者，合调胃承气汤微和之。增液汤方（咸寒苦甘法）：元参一两，麦冬（连心）八钱，细生地八钱。水八杯，煮取三杯，口干则与饮，令尽，不便，再作服。（中焦篇11）

【释义】阳明温病，没有上焦症状，几天不大便，应使用攻下法治疗。如果病人素体阴液亏虚，尽管大便不通也不可用承气汤，宜投增液汤治疗。服增液汤之后，观察24小时，假如仍然不解大便，可配合调胃承气汤轻下，以使其胃气调和而大便通畅。

以上对阳明温病可以用攻下法的病证，设立了三种治法：热结肠腑、阴液耗损的大实证，当用大承气汤治疗；偏重于热结肠腑而阴液损伤不明显，表现为热结旁流的，应投调胃承气汤治疗；偏重于阴液亏耗而热结不甚的，则须用增液汤治疗，这是在温病患者阴液已虚时，应注意顾护阴液，务必保存津液的重要治法。

【临床应用】增液汤具有增液润燥的功效，主治阳明温病、津亏便秘证，证见大便秘结，口渴，舌干红，脉细数或沉而无力。本证因邪热耗损津液，阴亏液涸，不能濡润所致，故重用玄参咸寒滋阴润燥清热，生地甘苦寒清热养阴，麦冬甘寒滋养肺胃，三药咸甘苦寒，养阴增液清热，故为"咸寒苦甘法"。加减：津亏燥热已甚，服增液汤大便不下者，可加生大黄、芒硝以清热泻下，软坚润燥。

【案例】

1.孟景春医案：某女，25岁，大便干结，4~5天一行，质坚，口干，月经量少，小便正常，食纳如常，舌红苔薄，脉细略数。曾找温病老师治疗，诊后用药为：生地黄30g，玄参50g，麦冬30g，砂仁3g，肉苁蓉18g，瓜蒌60g，麻子仁25g，7剂。服药后因无效而更医孟景春教授，诉诸症无变化，大便仍然不通，孟景春教授拟方：玄参15g，生地黄12g，麦冬10g，当归12g，肉苁蓉20g，生白术30g，黑芝麻30g，炙紫菀20g，郁李仁15g，生麦芽20g，7剂。大便1日1行，舌红稍淡，又续方7剂善后。拟方：玄参12g，生地黄12g，当归12g，肉苁蓉20g，生白术40g，黑芝麻30g，炙紫菀12g，郁李仁15g，炒枳壳10g，生麦芽20g，莱菔子10g，杏仁10g。摘自：韦堂军.浅析增液汤与阴虚便秘［J］.中医学报，2012，27（04）：426-427.

2.杨进医案：曾治疗1例患习惯性便秘10余年的病人，

年龄55岁，有口干多饮、消瘦、五心烦热、舌干红少苔等症状，大便1周甚至更长时间1次，排便艰难，必须用开塞露之类帮助才能排便。开始时，据其具有较典型的阴虚表现，投用五仁丸、麻子仁丸，效果不佳。后改用增液汤，效果仍然不明显，非要在方中加入大黄不可。后来考虑到该患者每次大便很少有便意，便时要努责多时，系肠腑气虚之象，又考虑到患者年龄较大，肾气亦虚，所以在方中加入18g黄芪和15g肉苁蓉，药后取得较好的效果，不需加入大黄即可排便，连续调治1月余，便秘基本治愈。摘自：杨进.增液汤的作用及其应用［J］.江苏中医药，2008，40（03）：5-6.

3.益胃汤

【原文】阳明温病，下后汗出，当复其阴，益胃汤主之。益胃汤方（甘凉法）：沙参三钱，麦冬五钱，冰糖一钱，细生地五钱，玉竹（炒香）一钱五分。水五杯，煮取二杯，分二次服，渣再煮一杯服。（中焦篇12）

【释义】阳明温病，使用攻下法后见有汗出，应当滋补阴液，用益胃汤治疗。

温热性的疾病本来就最容易耗伤阴液，在使用攻下法后，随着病邪的外解可见有出汗，汗液也是由津液所化生，因此大量汗出必然会造成阴液的损伤，这是不用多说的，所以提出应当补益阴液。此处提到的补阴主要是指补益胃阴，由于人体的十二经脉之气都来源于胃，胃阴恢复，则胃气和降，患者能正常进饮食，因而十二经脉的阴液也就可以恢复正常。想要补益阴液，必须用甘凉濡润之品。本方名称为益胃，是因为胃的实体是阳腑，而所起的作用是化生阴液，益胃就是补益胃化生阴液的作用，即补益胃阴。使用攻下后立即考虑补益阴液，是怕以后因为阴液不足而出现干燥征象，形成干咳、低热不退等虚损病证。

【临床应用】益胃汤具有养阴益胃的功效，主治阳明温病，胃阴损伤证，证见食欲不振，口干咽燥，舌红少苔，脉细数。临证以饥不欲食，口干咽燥，舌红少津，脉细数为辨证要点。加减：汗多，气短，兼有气虚者，加党参、五味子以益气敛汗；食后脘胀者，加陈皮、神曲以理气消食。

【案例】

1.周黎黎医案：伍某，女，3岁6月，2006年8月7日因食欲不振，厌恶进食1月余就诊。患儿稍食则脘腹饱胀，食少饮多，平素大便干结如羊屎状，1~2日1行，常诉解便时肛门疼痛，小便黄，形体尚可，精神正常，手足心热，舌质红、花剥苔、苔薄黄而少，脉细稍数。辨证为厌食症（脾胃阴虚型），治以益胃生津，佐以助运。方予加味益胃汤。药用：北沙参12g，麦冬10g，生地黄10g，玉竹10g，石斛12g，生麦芽12g，生谷芽12g，木瓜5g，莱菔子15g，山楂15g，糯稻根须15g，神曲15g，甘草5g。5剂，水煎服，每日1剂。8月14日二诊，服上方后进食量较前明显增加，且解便好转，条形便，每日1次，未诉解便时肛门疼痛，小便正常，手足心热好转，舌质红、苔花剥面积减少、苔薄黄，脉细数。上方加山药10g、鸡内金15g、藿香10g，加强醒脾、助运功效。痊愈告终。摘自：周黎黎.加味益胃汤治疗脾胃阴虚型小儿厌食症［J］.中医儿科杂志，2012，8（01）：20-22.

2.顾炳歧医案：王某某，女，82岁。来诊治前3个月曾患肺炎而住院治疗，炎症吸收后出院。但病后一直无食欲，且伴有胃脘胀满、时有隐痛感，曾前往当地社区卫生中心门诊就医，先后予以理气开胃消胀、消食导滞之中药汤剂及奥美拉唑胶囊、多潘立酮片等药口服，症状反复，至来院前1周，症状有加剧趋势。但诊舌后发现其舌绛红无苔，脉弦细，问大便干燥难解。予以益胃汤方主治。药用：沙参12g，麦冬12g，玉竹12g，生地15g，冰糖15g，生甘草6g。连服3剂，复诊时诉2剂后食欲开，大便通，脘胀立消。其后巩固治疗1个月，未再复发。摘自：张艳，顾炳歧.顾炳歧对益胃汤的临床应用经验［J］.辽宁中医药大学学报，2011（03）：121-122.

3.顾炳歧医案：杨某某，女，28岁。患者四肢与后背呈现游走性疼痛，按之不可得，两手掌鱼际肌肉已萎缩，并有麻木感。饮食日减，并且口咽发干，不欲多饮，二便尚可。舌质红，苔薄黄，脉大而软不任按。治以滋养胃液，柔肝息风为法。药用：玉竹30g，石斛30g，白芍12g，生地12g，麦冬12g，胡麻10g，甘草6g，钩藤10g，石决明30g，何首乌10g。此方前后共服30余剂，而胃开能食，疼痛减轻，手掌鱼际肌肉未进一步萎缩，诸症皆安。摘自：张艳，顾炳歧.顾炳歧对益胃汤的临床应用经验［J］.辽宁中医药大学学报，2011（03）：121-122.

4.银翘汤

【原文】下后无汗脉浮者，银翘汤主之；脉浮洪者，白虎汤主之；脉洪而芤者，白虎加人参汤主之。银翘汤方（辛凉合甘寒法）：银花五钱，连翘三钱，竹叶二钱，生甘草一钱，麦冬四钱，细生地四钱。（中焦篇13）

【释义】使用攻下法后，病人没有汗出而脉象浮，应以银翘汤治疗；如果脉象浮洪，可以用白虎汤为主治疗；如果脉象洪大而芤的，应当用白虎加人参汤治疗。

【临床应用】银翘汤具有滋阴透表的功效，主治阳明温病，下后无汗脉浮者。本证因下后阴液不足、卫表风热余邪未除所致，即吴鞠通所谓"下后邪气还表之证"，故用金银花、连翘辛凉轻宣解表，配伍竹叶清上焦之热，甘草益气清火，麦冬、生地黄滋阴清热，以助在表之邪得汗而解。吴鞠通云："增液为作汗之具，仍以银花、连翘解毒，而轻宣表气，盖亦辛凉合甘寒轻剂法也。"

【案例】

1.周济安医案：张某某，男，3岁。患儿于麻疹后5天出现高热（T 39℃），咳嗽，声音嘶哑，烦躁口渴。检查见患儿烦躁不安，口唇干燥，皮肤斑点鲜红，咽喉红肿，舌质红绛，苔黄干，指纹紫。辨证：麻疹后5天，疹子当退而不退，体温该降而不降，更见声音嘶哑，咽喉红肿，此为麻疹并发喉炎之证。治宜清热解毒，透热转气。方用银翘汤加杏仁2剂症减，4剂而愈。摘自：周济安，周天寒.银翘汤临床治例

[J].四川中医，1983（05）：28.

2.周济安医案：刘某某，男，42岁，农民。患者于一周前因感冒出现咳嗽，胸痛，时恶寒发热，自服复方阿斯匹林、甘草片2天，未见好转，诸症加重，体温升高，某某医诊断为"右下肺炎"，经服药打针4日，未见明显好转，故邀我会诊。现在症状：发热（39.5℃），咳嗽，咯痰黄稠，痰中时带少许血丝，血色鲜红，右胸胁痛，咳则更甚。检查：急性病容，面色红，咳声高亢，右下肺可闻及湿啰音，舌质红绛，苔黄，脉数大。辨证：病由感冒而起，时值春季，春多风热，风热袭表，表卫失和，故见恶寒发热；风热犯肺，肺气失宣，故咳嗽；肺气不利则胸痛；肺热壅盛，故咳痰黄稠，热伤肺络则痰中带血；舌质红绛，苔黄，脉数大，均为热盛津伤之征。治宜清热解毒，养阴凉血。方用银翘汤加味：银花18g，连翘15g，淡竹叶15g，麦冬18g，甘草3g，杏仁12g，瓜壳12g，鱼腥草30g。上方服2剂后，诸症大减，体温降至38℃，药已见效，自当守方，继以上方嘱再进2剂。诸症基本消失，体温降到37.2℃，继用沙参麦冬汤加连翘以善其后。摘自：周济安，周天寒.银翘汤临床治例［J].四川中医，1983（05）：28.

3.何炳元医案：董某，女，10岁，2005年5月20日就诊。两月前曾患感冒，咽痛、发热、扁桃体肿胀发炎，继之头皮起红疹，瘙痒，搔之脱屑，躯干、四肢泛发黄豆大小的红斑丘疹，色鲜红，表面覆有少许银白色鳞屑，刮之易落并见筛状出血，伴尿黄、便秘，舌红苔黄，脉滑数。诊断：银屑病（血热型）。辨证：内有蕴热，郁于血分。治法：清热凉血。方药：银翘汤加减。金银花10g，连翘

10g，槐花10g，麦冬10g，生地黄10g，竹叶10g，大青叶10g，丹参10g，鸡血藤10g，山豆根10g。二诊：上方连服10剂，皮疹未再新发，原皮损颜色转淡，皮疹均自边缘开始消退，咽喉肿痛消失，二便自调。上方去山豆根、槐花、大青叶，加威灵仙10g、牡丹皮10g。5剂。三诊：皮损基本消退，嘱继续服药10剂，以巩固疗效。摘自：李廷保，窦志强，潘利忠，等.何炳元教授辨治儿童银屑病经验［J］.中医儿科杂志，2006，2（02）：4-6.

5.护胃承气汤

【原文】下后数日，热不退，或退不尽，口燥咽干，舌苔干黑，或金黄色，脉沉而有力者，护胃承气汤微和之；脉沉而弱者，增液汤主之。护胃承气汤方（苦甘法）：生大黄三钱，元参三钱，细生地三钱，丹皮二钱，知母二钱，麦冬（连心）三钱。水五杯，煮取二杯，先服一杯，得结粪，止后服，不便，再服。（中焦篇15）

【释义】使用攻下法后已有几天，病人身热仍不减退，或者热势虽有减退但尚未完全退尽，并伴有口渴咽干，舌苔干燥而色黑，或呈老黄色，如果脉象沉而有力的，当用护胃承气汤轻下以调和胃气，如果脉象沉而弱的，可用增液汤治疗。

【临床应用】护胃承气汤具有养阴攻下的功效，主治温病下后数日热不退，或退不尽，口燥咽干，舌苔干黑，或金黄色，脉沉而有力者。本证属于下后伤阴，邪气复聚，虚实参半，故用大黄泻热通便，增液汤滋阴生津，知母清热润燥，丹皮清热凉血，全方于滋阴之中，略佐涤邪，清除余热，达到滋阴而不恋邪，逐邪而不伤正的功效。方中以甘凉、苦寒滋阴清热为主，故为"苦甘法"。

【案例】

1.韩芳林医案：林某，男，6岁，1988年8月16日诊。患儿1周来肌热起伏，曾在外院肌注"复方氨基比林""安热静"，口服"扑热息痛""复方新诺明"等，肌热退而复升，并见大便秘结，肚腹饱胀，口燥咽干，小溲短黄，舌红苔薄少津，脉细数有力。证属邪热内结，阴津又伤。治拟通腑泄热，养阴增液。护胃承气汤主之。方药：大黄4.5g（后下），麦冬9g，玄参9g，生地9g，知母6g，生石膏（包）20g，芦根12g，甘草3g。服药1剂，攻下燥屎甚多，肌热也退，腹胀亦除。照前方去大黄，加茯苓15g，调理而愈。摘自：韩芳林.清热养阴法儿科临床应用琐谈［J］.甘肃中医，1997（02）：19-20.

2.袁云成医案：男，80岁，1996年5月因便秘3年来诊。有1型糖尿病史7年。症见口干咽燥，多食易饥，时有口苦，脘腹胀满，大便干结难排，3～5日排便1次，舌暗红而干，苔黄燥，脉沉而有力，空腹血糖14.3mmol/L。诊为消渴便秘，给予护胃承气汤加减，水煎服。方药如下：生大黄9g，玄参9g，生地12g，牡丹皮6g，知母6g，麦冬15g，茵陈15g。服药1剂，排干结大便2次，服药2剂，排稀便2次。患者脘腹胀满、口干咽燥减轻，无口苦，苔黄消失，大便有排不尽之感。上方减大黄、茵陈，加黄芪20g继服。服药16剂，患者诸症皆除，血糖降至正常。嘱其注意饮食调节，将护胃承气汤原方大黄减半，炼蜜为丸，间断服用，至今各项指标均正常。摘自：袁云成.浅析消渴便秘辨治［J］.吉林中医药，2001，21（02）：1-2.

3.袁云成医案：女，56岁，1997年8月因尿痛近1个月来诊。症见：小便量少色黄，大便干结，口干咽燥，脘腹胀满，饮食尚可，颧红低热，舌红，苔黄燥，脉沉有力。有糖尿病史2年，空腹血糖12.2mmol/L，尿常规示PRO（++），GLU（++），LEU（++），镜检WBC稀布/高倍视野。诊为消渴便秘，淋证。给予护胃承气汤加减，水煎服。处方：生大黄9g，玄参9g，生地12g，牡丹皮6g，知母6g，麦冬15g，车前子15g（包），金银花20g，蒲公英15g。服药2剂，排出干结大便，小便转清，低热退，脘腹胀满减轻，苔黄减。上方大黄减至6g，继服6剂，患者症状基本消失，尿PRO（±），GLU（+），空腹血糖降至9.5mmol/L。随后依症予护胃承气汤化裁，服药40剂，患者各项指标均正常。摘自：袁云成.浅析消渴便秘辨治［J］.吉林中医药，2001，21（02）：1-2.

6.新加黄龙汤

【原文】阳明温病，下之不通，其证有五：应下失下，正虚不能运药，不运药者死，新加黄龙汤主之。新加黄龙汤（苦甘咸法）：细生地五钱，生甘草二钱，人参一钱五分（另煎），生大黄三钱，芒硝一钱，元参五钱，麦冬（连心）五钱，当归一钱五分，海参（洗）二条，姜汁六匙。水八杯，煮取三杯。先用一杯，冲参汁五分、姜汁二匙，顿服之，如腹中有响声，或转矢气者，为欲便也；

候一二时不便，再如前法服一杯；候二十四刻，不便，再服第三杯；如服一杯，即得便，止后服，酌服益胃汤一剂（益胃汤方见前），余参或可加入。（中焦篇17）

【释义】阳明温病，使用攻下法后大便仍然不通，其原因病证大致有以下五种：一是原本应当用攻下法治疗的病证，因为没有及时攻下，导致机体正气严重损伤而不能运化吸收药力，所以投用的攻下方药不能产生作用，常常可造成死亡，应当用新加黄龙汤治疗。

用攻下而大便不通的情况，共有以下五种原因：其一是因为正气虚不能运化药物所造成的，病人一方面有正气虚弱，另一方面有热结实邪。治疗方法可仿照《伤寒六书》中的黄龙汤法，用人参补益正气，大黄攻逐热结实邪，并用麦冬、生地滋补阴液。只要病邪得以祛除而正气尚存一线，就可以用大剂滋养阴液的药物来救治，往往能够转危为安，这种治法称为"邪正合治法"。

【临床应用】新加黄龙汤具有益气养阴、泻热通便的功效，主治阳明温病，应下失下，气液两亏，证见大便秘结，腹中胀满而硬，神疲少气，口干咽燥，唇裂舌焦，苔焦黄或焦黑燥裂。本证邪实正虚，不能运药，故下之不通，用调胃承气汤泻热通便，增液汤、海参养阴生津，人参益气，当归和血，姜汁和胃降逆，本方以苦寒攻下、咸寒软坚泻热与甘寒补阴之品配合养阴泻热通便，故为"苦甘咸法"。加减：偏气血虚者，去芒硝，以减缓泻下之力，适当增加人参、玄参、当归用量，以加强补虚扶正之力。二者，可配伍木香、厚朴、乌药、川楝子等宽中理气、除浊散结之品，加强行气之功效。三者，老年人偏肠燥津亏者，可配伍郁李仁、火麻仁、栝楼仁以润肠下结。四者，腹痛甚者，可加白芍缓急止痛。

【案例】

1.宋鹏飞医案：秦某，女，45岁。患腹痛伴消瘦2月，曾诊断为结核性腹膜炎，给抗结核治疗1月，腹痛不减。刻诊见：腹痛，午后潮热，盗汗，神疲少气，面色苍黄，口干咽燥，不思饮食，大便秘结，多日一行。查体：形体消瘦，痛苦面容，腹部平坦，腹壁按之柔韧感，压痛，未触及包块，腹水征阴性，舌红苔黄燥，脉细数。证属气阴两虚，热结里实。治当滋阴益气，泻热通腹。方以新加黄龙汤加味：生地黄15g，高丽参（冲服）10g，麦门冬15g，玄参15g，沙参15g，当归6g，生大黄（后下）9g，芒硝3g，生甘草6g，玉竹10g，生姜10g。1剂/天，水煎2次，对匀分早晚服，同时各加服海参1条。3剂后腹痛明显减轻，大便清稀，精神好转。原方去芒硝，变高丽参为党参，生大黄同煎，继服10剂，腹痛消失，食量增加，面色红润。治疗2个月后复诊，诸症消失，痊愈。摘自：宋鹏飞，余丽雅.新加黄龙汤临床应用举隅〔J〕.甘肃中医，2008，21（04）：13-14.

2.宋鹏飞医案：路某，男，73岁，因腹部胀痛、呕吐2天入院。诊见：腹部胀满疼痛拒按，恶心、食入即吐，矢气不通，身热，头晕乏力，面色苍黄，神疲少气，口干咽燥。曾做过阑尾摘除术。体查：消瘦，急性重病容，舌红苔焦躁，脉细弱。心肺正常，右下腹可见一纵行伤痕，下腹部压痛，可扪及一条索状物，肠鸣音活跃。腹部平片：下腹部可见3个液平。诊断：粘连性肠梗阻。中医证属热结里实，气阴两伤，本虚标实之肠结。治以滋阴益气，泻结泄热。方以新加黄龙汤加减：生地黄15g，高丽参（冲服）10g，麦门冬15g，玄参15g，当归6g，生大黄（后下）9g，芒硝6g，生甘草6g，生姜10g。1剂/天，水煎2次兑匀，同时给予胃肠减压、维持水电解质平衡等治疗，每间隔6小时胃管注入中药150ml，保留2小时，2剂后大便得通，停胃肠减压，患者少量进流食，原方去芒硝，继服3剂后，患者呕吐、腹痛消失，诸症好转。给服香砂六君子丸健脾益气，随访1年未复发。摘自：宋鹏飞，余丽雅.新加黄龙汤临床应用举隅［J］.甘肃中医，2008，21（04）：13-14.

3.龚振岭医案：赵又义，男，50岁，患肠结核2年，近月来大便秘结，排便时气短汗出。自觉乏力，腹部胀满。查右下腹压痛，可扪及包块，舌质淡红少苔，脉虚细无力。诊为便秘，气阴两虚型，宜新加黄龙汤加减。处方：生地15g，人参4g，当归15g，元参15g，麦冬15g，大黄6g，芒硝3g（冲服），甘草6g，川楝子10g。连进3剂，腹胀消失，大便通调。摘自：龚振岭.五加减承气汤的临床运用［J］.河北中医，1986（02）：27-28.

7.宣白承气汤

【原文】喘促不宁，痰涎壅滞，右寸实大，肺气不降者，宣白承气汤主之。宣白承气汤方（苦辛淡法）：生石膏五钱，生大黄三钱，杏仁粉二钱，栝楼皮一钱五分。水五杯，煮取二杯，先服一杯，不知再服。（中焦篇17）

【释义】病人出现气急喘促，坐卧不安，喉中痰涎壅阻不畅，脉象见右寸实大，这种病证的原因是热结肠腑、肺气不能肃降，可用宣白承气汤治疗。

因为一方面肺气不得肃降，另一方面肠腑热结不通，临床可见喘急气促，右寸脉实大。该病证可用杏仁、石膏清宣肺脏气机的痹阻，用大黄攻逐肠胃的热结实邪，这种方法称为"脏腑合治法"。

【临床应用】宣白承气汤具有清肺定喘、泻热通便的功效，主治阳明温病，热结肠腑，痰热壅肺者，证见潮热便秘，喘急胸痛，痰涎壅盛，舌苔黄厚而腻，脉沉滑数，右寸实大。本证属于阳明温病，兼肺气不降，故取白虎承气两方之意，重用生石膏清气分之热，大黄泻腑中热结，瓜蒌皮、杏仁宣降肺气、化痰定喘，使肺降腑通。加减：若肺热炽盛，加黄芩、桑白皮，鱼腥草以清泄肺热；若痰涎壅盛，加浙贝母、葶苈子以泄肺涤痰；如胸闷甚者，可加入郁金、枳壳以宽胸理气。若系燥热伤肺，肺津不布，燥干肠液，传导失司而成肺燥肠闭证，宜选用五仁橘皮汤（甜杏仁、松子仁、郁李仁、柏子仁、桃仁、橘皮）肃肺化痰，润肠通便。

【案例】

1.龚振岭医案：任某某，3岁，发烧，咳喘2天。西医诊为小儿肺炎。查体温39℃，呼吸急促，喉中痰鸣，两肺呼吸音粗糙，可闻及湿性啰音，腹部胀满，指纹青紫。实验室检查：白细胞16×10^9/L，中性55%。胸透：肺纹理增重。诊为肺炎，痰热壅肺型，治宜宣上通下，拟宣白承气汤加减。处方：杏仁4g，生石膏15g，瓜蒌6g，金银花6g，前胡3g，半夏3g，大黄3g，服1剂，便下硬屎少许，咳喘渐平，体温下降至38℃，后去大黄加元参、甘草，连进3剂，诸恙悉平。摘自：龚振岭.五加减承气汤的临床运用［J］.河北中医，1986（02）：27-28.

2.刘渡舟医案：周某某，女，57岁，1989年9月6日初诊。咳嗽20余日，痰多而黏稠，汗出微喘。患者平素大便偏干，四五日一行。今者咳甚之时，反见大便失禁自遗。问小溲则称频数而黄。舌红、苔滑，脉来滑数。证属热邪犯肺，肺与大肠相表里，下联于肠，迫其津液，使其传导失司，则见失禁之象。治以清热宣肺止咳为要。处方：麻黄5g，杏仁10g，炙甘草6g，生石膏30g，芦根30g，葶苈子10g，枇杷叶15g，竹茹15g，苡米30g。服药7剂，咳嗽之症大减，遗矢之症已愈，口又见干渴，大便转为秘结。乃与宣白承气汤：生石膏20g，杏仁10g，栝楼皮12g，大黄2g，甜葶苈10g，花粉10g，枇杷叶10g，浙贝10g。3剂而病愈。摘自：陈明，刘燕华，李芳，等.刘渡舟验案精选［M］.北京：学苑出版社，2007.

8.导赤承气汤

【原文】左尺牢坚，小便赤痛，时烦渴甚，导赤承气汤主之。导赤承气汤：赤芍三钱，细生地五钱，生大黄三钱，黄连二钱，黄柏二钱，芒硝一钱。水五杯，煮取二杯，先服一杯，不下再服。（中焦篇17）

【释义】脉象见左尺坚牢，并伴有小便色红赤，尿时涩痛，时常感到心烦口渴，此时宜投导赤承气汤治疗。

小肠火腑气机不通，左脉尺部必然出现坚牢的脉象。小肠邪热亢盛，必然会下注膀胱，导致小便短少色赤，尿时涩滞疼痛。治疗可用导赤散去其中淡渗分利的药物，加入黄连、黄柏等苦寒的药物疏通小肠的火热郁结，再加大黄、芒硝通畅大肠而承胃气。这种治法称为"二肠同治法"。

【临床应用】导赤承气汤具有攻下热结、清利小肠的功效，主治阳明腑实兼小肠热盛，证见小便短赤而痛，烦热口渴，大便秘结等。本方用大黄、芒硝通肠，黄连、黄柏泄热，生地、赤芍清热活血而止痛。加减：若患者嗜肥甘，聚湿生热，蕴结下焦，大肠热结，小肠热盛，水热互结，壅阻水道，小腹拘急，可用此方加石韦、冬葵子、茯苓、泽泻、木通等清热利湿，利尿通淋；若大便秘结，腹胀甚，可重用大黄，并加用行气通腑的枳实；若热结伤阴甚者，加知母、滑石、小蓟、麦冬、丹皮等，加强养阴清热、凉血止血之功；偏邪热亢盛者，可加栀子、车前子、滑石、赤小豆、冬瓜皮等清热利小便。

【案例】

1.龚振岭医案：刘某某，女，40岁，盛夏劳作田间，发为中暑。症见发热汗出，烦渴。舌红苔少，脉浮虚而数。经服白虎汤发热得减，遂小便短赤涩痛，口舌生疮，腹部胀满，大便秘结，证属邪热扰于二肠之间，宜导赤承气汤。处方：生地15g，大黄6g，芒硝6g，黄连5g，黄柏6g，赤芍6g。连进2剂，病告痊愈。摘自：龚振岭.五加减承气汤的临床运用［J］.河北中医，1986（02）：27-28.

2.苏玉杰医案：聂某，女，35岁，2013年4月11日初诊。患者近日来出现尿频、尿急、尿痛，小便灼热色红，全身酸痛，口干苦，大便干结，2日未行。舌苔薄黄，脉滑数有力。查体：T 38.2℃，P 105次／分，R 18次／分，两肺呼吸音清稀，未闻及干湿性啰音，腹软，下腹有压痛。血常规：白细胞13.75×10⁹/L，中性粒细胞80.30%，淋巴细胞16.55%。治以清热通淋，泻下通腑。拟导赤承气汤。处方：赤芍15g，生地30g，川黄连10g，大黄10g（后下），黄柏15g，芒硝10g（冲服）。二诊：服1剂后，体温降至正常。3剂后，大便稀溏，尿频、尿急、尿痛消失。摘自：苏玉杰.《温病条辨》五承气汤治疗脓毒症举隅［J］.江西中医药，2014（06）：42-44.

3.李元忠医案：王某，男，62岁。既往有慢性肾盂肾炎史。3天前小便明显量少，热赤而痛，少腹胀痛不适，口干口苦，大便不畅，昨夜突发小便不通，少腹拘急胀痛，急入院行导尿术，术后10余小时小便仍未能得解。乃湿热壅结下焦，腑气不通，阴液亏损。治当通腑泄热兼清膀胱湿热。用导赤承气汤加减：大黄9g，黄连5g，黄柏6g，生地12g，赤芍6g，蒲公英12g，竹叶6g，泽泻9g，通草5g，甘草3g。水煎服，3剂，每日1剂，空腹服。服3剂后腑气得通，大便得解，小便通畅，余症消失，后以养阴清利之品续服3剂以善后。摘自：李元忠.攻下法临床运用验案三则［J］.实用中医药杂志，2010，26（01）：43.

9.牛黄承气汤

【原文】邪闭心包，神昏舌短，内窍不通，饮不解渴者，牛黄承气汤主之。牛黄承气汤：即用前安宫牛黄丸二丸，化开，调生大黄末三钱，先服一半，不知再服。（中

焦篇17）

【释义】由于热邪内阻心包、机窍堵闭不通，出现神志昏迷，舌短缩，口渴而饮水不能解渴，宜用牛黄承汤治疗。

该条所讨论的是已经使用攻下法而大便仍然不通，并伴有舌短缩，神志昏迷等见症，说明心窍的闭阻已相当严重。同时可见口渴较甚，饮水不能解渴的现象，这表明津液也受到了严重的损耗，有立刻内闭外脱的可能。并且，阳明热结、腑实不通，又有使肾中的阴液逐渐耗竭的危险。由于病势危急，治疗必须果断从事，不允许有丝毫的拖延迟缓，应当立即用牛黄丸开手少阴心窍的闭阻，同时用承气汤迅速攻下阳明的热结，以防止足少阴肾水的耗竭，这种治法称为"两少阴合治法"。另外，该条所述的病证也是属于上焦心、中焦胃、下焦肾均有病变的三焦俱急证，应当与本篇第九条中用承气汤、陷胸汤合治的病证相互参照对比。

【临床应用】牛黄承气汤具有清心开窍、攻下热结的功效，主治腑实兼有邪闭心包，上有痰热蒙闭心包，下有大肠燥结，证见神志昏迷，舌短缩，口渴而饮水不能解渴。本证属于热陷心包、阳明燥结之厥证，故用安宫牛黄丸清心豁痰，开手少阴之热闭，大黄攻下腑实。加减：若燥结津伤较重者，可酌情加芒硝、玄参软坚泻下生津；窍闭神昏较重者，可先予清心开窍，后再通腑攻下；若兼津伤口渴者，可酌情加天花粉、石斛等养阴生津；若兼痰涎多者，可加鲜竹沥、胆南星等清化热痰。

【案例】

1.龚振岭医案：任某某，男，58岁，患高血压病10年，于1985年4月突发昏迷，西医经腰穿诊为脑出血。翌日，请中医会诊。查患者颜面潮红，面赤气粗，喉中痰鸣，烦躁不安，左侧肢体不遂，腹部胀满，二便闭结。舌质红，苔黄糙厚腻，脉弦有力。诊为风中脏腑，证属热闭。在常规补液、运用脱水药甘露醇、激素氟美松的同时，以生大黄粉每次10g送服安宫牛黄丸2丸，每日2次。连用3日，排下黑屎，发热渐退，神志转清，经中西医调治月余，肢体功能亦逐渐恢复。摘自：龚振岭.五加减承气汤的临床运用［J］.河北中医，1986（02）：27-28.

2.苏玉杰医案：王某，男，65岁，2011年11月10日初诊。患者因"忽然跌倒、神志不清半小时"入院。有"高血压"病史。诊断为右侧基底节区脑出血。给予保持呼吸道通畅，控制血压，脱水降颅压，预防感染等治疗。患者入院第4天，病情仍危重。症见：高热神昏，躁扰不宁，鼻鼾痰鸣，面色潮红，大便数日未解。舌质红，舌苔干腻，脉弦滑数。查体：T 39.2℃，P 115次/分，R 25次/分，BP 180/110mmHg。呼之不应，颈软，双眼凝视右侧，双侧瞳孔等大等圆，直径约3mm，对光反射减弱。左侧痛刺激反应减弱，肌张力低，左肱二头肌、肱三头肌、膝腱反射（++），左侧巴氏征阳性。格拉斯哥昏迷评分6分。血常规：白细胞18.78×10^9/L，中性粒细胞91.05%，淋巴细胞6.05%。治以醒神开窍，泻下通腑。在原治疗方案的基础上加用牛黄承气汤。处方：安宫牛黄丸1丸，生大黄颗粒20g。鼻饲，每日2次。二诊：服5剂，体温正常，大便通畅，痰量减少，血压145/95mmHg，颅内高压情况好转，神志好转（格拉斯哥昏迷评分13分）。摘自：苏玉杰.《温病条辨》五承气汤治疗脓毒症举隅［J］.江西中医药，2014（06）：42-44.

10.增液承气汤

【原文】津液不足，无水舟停者，间服增液，再不下者，增液承气汤主之。增液承气汤：即于增液汤内，加大黄三钱，芒硝一钱五分。水八杯，煮取三杯，先服一杯，不知再服。（中焦篇17）

【释义】因为肠道津液不足，大便的传送受到障碍而引起便秘，就像河道中无水致使船舶不能行驶一样，即所谓"无水舟停"。对这种情况可以先服增液汤，如果服后仍然不解大便，应以增液承气汤治疗。

阳明邪热亢炽，导致津液严重消耗，肠中津液不足，失于润滑，使结粪不能排出，即所谓"水不足以行舟"，此时非用增液汤滋养阴液不可。服增液汤2剂以后，大便一般自然可以解出，但也有的人因脏腑阴液的损耗太严重，大便仍然不能排出，对此病证可以用增液汤配合调胃承气汤治疗，让患者缓慢地服下汤药，大约每4小时服半杯，以润滑肠道，这种治法称为"一腑中气血合治法"。

【临床应用】增液承气汤具有滋阴增液、泄热通便的功效，主治阳明温病，热结阴亏证，证见燥屎不行，下之不通，脘腹胀满，口干唇燥，身热，小便短少，舌红薄黄，脉细数。本证因阳明温病热结阴亏所致，故用增液汤，滋阴增液，润肠通便，配合芒硝、大黄软坚泄热通下，全方攻补兼施，属于增水行舟之法。加减：温热病后，热结阴亏，大便秘结，其余热未清，易兼见心烦胸闷，低热口渴，可加芍药、玉竹等助养阴之力，亦可合用益胃清热生津的竹叶石膏汤；兼气虚者，加益气敛阴的太子参、五味子等；热结阴亏，若津枯液耗，伤及肾阴，兼见头目眩晕，腰膝酸软，口燥咽干，加滋阴补肾的左归饮，亦可合六味地黄丸；如见便干结如羊屎状，加火麻仁、柏子仁、瓜蒌仁等增润肠之效。

【案例】

1.德学慧医案：患者王某某，男性，54岁，干部，住某医院传染病房，住院后曾以抗生素治疗不效，第七天邀中医会诊。于1978年9月29日初诊，症状：发热，体温39～41℃，昼轻暮重，高热时伴有憎寒，精神淡漠，气急胸闷，咳痰黏稠，腹胀满，按之微硬，大便已六日未行，腿脚酸疼，入夜更甚，但无红肿，舌绛，舌根及中部苔黄黑而干，脉滑数。西医诊断：败血症并发肺炎。中医辨证：属热毒入营，肺失肃降，胃腑蕴结，津枯邪滞，气营两燔。治法：养津通腑，清热肃肺。拟增液承气汤加减。处方：鲜生地30g，元参12g，麦冬10g，制军10g，川贝6g，鱼腥草30g，银花20g，炙草4g。服2剂后大便1次，微溏，粪色焦黄，腹满顿减，胸闷气急亦轻，晨间体温38.3℃，舌绛红，根部黄苔未退，脉象滑数。再守原方去川贝、玄参减量加石斛、枳壳、生薏仁，2剂后大便每日1次，腹软，知饥欲食，体温午后尚在37.5℃，腿脚酸痛症明显减轻，苔黄燥已退，质红而略润，脉象濡缓，热势已戢，营阴未复，再与原方减去制军、鱼腥草，加鲜芦根1尺、冬瓜仁12g，

3剂后身热已解，神清寐安，舌质红润，脉濡缓，再进养津益胃之剂以善其后。摘自：德学慧.《温病条辨》中增液汤的应用[J].内蒙古中医药，2007，26（01）：34-35.

2.刘卓志医案：李某，男，47岁，农民，2004年6月4日就诊。患者就诊时口渴咽干，五心烦热，大便4日未行，便秘病史。饮食差，舌光红无苔，脉细数。证属腑实肠燥，阴液亏损。治以滋阴增液，润肠通便。药用生地20g，麦冬15g，北沙参15g，天冬15g，玄参10g，大黄5g（后下），芒硝（冲）6g，生甘草6g。服1剂后，患者泻出大量略干黑便，泻后精神大为好转，患者思饮食，续服5剂后，又继续排便，量逐渐少。效不更方，原方剂量略作加减，大黄3g，芒硝（冲）3g，麦冬10g，北沙参10g，天冬10g，玄参10g，续服3剂。服后饮食大增，大便通畅，秽臭消失，精神好转，诸症痊愈。摘自：寇文平，刘卓志，徐建瑞.增液承气汤加减运用心得[J].贵阳中医学院学报，2008，30（02）：44-45.

3.刘卓志医案：郑某，男，65岁，农民，2006年11月4日就诊。患者有高血压病史5年，日常以寿比山、罗布麻片维持治疗。近10天来，由于农活太重导致头痛、头晕、失眠，血压升至160/100mmHg。就诊时患者面红，身热，头晕，失眠，梦多，口渴咽干，便秘，大便一周未行，苔黄干燥，脉沉数有力，证属热盛津伤，邪热上扰清窍，治宜通腑泻热，滋阴增液，用增液承气汤加减。生地20g，麦冬20g，玄参20g，大黄6g，芒硝10g（冲服），桃仁15g，刺蒺藜15g，夏枯草20g，3剂，日1剂，水煎服。服1剂后，大便通，诸症减轻；3剂后，血压降至正常，诸症痊愈。后嘱患者以西药维持血压。摘自：寇文平，刘卓志，徐建瑞.增液承气汤加减运用心得［J］.贵阳中医学院学报，2008，30（02）：44-45.

11.栀子柏皮汤

【原文】阳明温病，不甚渴，腹不满，无汗，小便不利，心中懊恼者，必发黄，黄者栀子柏皮汤主之。栀子柏皮汤方：栀子五钱，生甘草二钱，黄柏五钱。水五杯，煮取一杯，分二次服。（中焦篇27）

【释义】阳明温病，口不太渴，腹部不胀满，没有汗出，小便也不太通畅，心中懊恼不安的，很有可能会发生黄疸。如果出现了黄疸，宜用栀子柏皮汤治疗。

由于感受病邪过重，邪热与胃中阳气相搏结，再加上没有汗出，邪热不能发越，病邪无外出的通路，郁而发热，则必然导致黄疸的发生。这就是《内经》中所说的：湿邪盛于内，用苦味的药来燥湿；热邪盛于内，配合甘味、苦味药的治疗方法。栀子可以清泻肌表的热邪，解除五种黄疸，又能治疗内烦。黄柏能泻膀胱的热邪，治疗肌肤之间的邪热。甘草可以调和诸药，协调表里之气。这三味药的颜色都是黄的，用黄色的药来退黄疸，依据同气相求的原理。

【临床应用】栀子柏皮汤具有清热利湿退黄的功效，主治湿热发黄、热重于湿之阳黄证，证见身黄、目黄、小便黄，黄色鲜明，发热，心烦懊恼，小便不利，口渴，舌苔黄腻，脉濡数。本方药简力单，若用于湿热并重之黄疸，利湿作用尚嫌不足，可加用茵陈五苓散，清热利湿并重，复方效宏力强，亦可加薏苡仁等利湿健脾。

【案例】

1.汪寅青医案：陶某，女，21岁，2006年10月初诊。主诉：颜面散在丘疹3年。3年前颜面生发丘疹，日渐加甚，或痒或痛。曾多方求治，中西药迭进，时有缓解，停药不久又复生。1月前因持续高热而滴注地塞米松，热退后1周，面部丘疹成簇显现，痛痒并作，治疗罔效，二便尚调，与月经无涉。诊见：颜面及颌下散在或簇生毛囊性丘疹，以右颧及两颊为甚，或如粟，或似米，间有脓疱，或周围红晕，颌下淋巴结轻度肿大。舌红、苔薄黄，脉滑数。诊为寻常痤疮，证属相火亢盛，上越肌肤。治宜平抑相火，凉血解毒。方用加味栀子柏皮汤，7剂，每天1剂，水煎2次，分服。忌辛辣、腥膻。上方随症出入调治40余天而痊，随访1年未见复发。摘自：汪寅青.加味栀子柏皮汤治疗痤疮[J].新中医，2009（02）：95.

2.王忆卓医案：患者，男，52岁。多年嗜酒成癖，3饮/日，从无间断。某日因宴席过量，醉酒呕吐，吐出咖啡样食物残渣，而且口苦吐苦，右上腹痞满灼痛，心烦懊侬，烦渴不解。不过3天，肤色发黄，大便黏腻，灼肛不爽，尿黄量少，食不知味，时有呕逆感。化验肝功正常，尿三胆，尿胆原（++）。刻诊：无过多阳性体征，只见面黄污垢目黄，尿黄，舌红苔黄腻，脉洪滑，重按有力。辨证：湿热酒疸，肝胆壅滞。治法：解酒退黄，清热利湿。方药：栀子柏皮汤加味。组成：栀子12g，甘草10g，柏皮12g，葛根30g，金银花30g，茵陈30g，生姜15g，半夏12g，茯苓30g，枳实15g，大黄10g，白蔻15g。1剂/日，水煎分早晚2次服。复诊：药服6剂，心下痞满见消，灼痛渐减，仍有微呕感，便爽尿畅，黄疸消退大半，情绪舒畅，脉转弦缓，依上方加山楂30g，郁金18g，续服7剂，诸症趋缓。只因酒毒伤肝，恢复较慢，故间断服药月余而安。摘自：王忆卓.栀子柏皮汤临床新用解析［J］.中国社区医师，2010（10）：15.

12.冬地三黄汤

【原文】阳明温病，无汗，实证未剧，不可下，小便不利者，甘苦合化，冬地三黄汤主之。冬地三黄汤方（甘苦合化阴气法）：麦冬八钱，黄连一钱，苇根汁半酒杯（冲），元参四钱，黄柏一钱，银花露半酒杯（冲），细生地四钱，黄芩一钱，甘草三钱。水八杯，煮取三杯，分三次服，以小便得利为度。（中焦篇29）

【释义】阳明温病，无汗出，里实证的表现还不显著，此时不可用攻下法治疗。如果通利的，采用甘苦合化法，以冬地三黄汤治疗。

大凡发生小便不通，有的是因为膀胱气化失司，有的是因为上游小肠热结不能分清泌浊，有的是因为肺气不宣转输失常。温热病病程中出现小便不通，大多不是由膀胱气化失司所引起的，都是因上游小肠热结或肺气不化而导致。小肠属于火腑，所以用黄连、黄芩、黄柏这三味苦寒的药物来通导火腑。热结于内则津液必然受到损伤，所以用甘寒养阴的药物来滋阴润燥。肺金受到火热之气的灼伤，则正常的转输津气的功能发生严重障碍，因此在方中加倍运用麦冬以补养肺的气阴。

【临床应用】冬地三黄汤具有凉血滋阴、泻火通小便的功效，主治温病小肠热毒郁结与阴液亏损并见之小便不利。本证因内热阴虚所致，故用生地、麦冬、玄参为增液汤，滋阴清热；黄芩、黄柏、黄连清热燥湿；金银花辛凉清解；苇根清热生津；甘草清热益气。方中用三黄之苦以清热，芦根、金银花、增液汤、生甘草之甘寒清肺润燥，使燥热消散，气化复常，则小便自利，故为"甘苦合化阴气法"。加减：应根据阴津亏损与火毒郁结证之孰轻孰重，调整凉血滋阴生津与泻火解毒通小便两组药之孰多孰少。如阴津亏损证明显者，当以滋阴生津为主；火毒郁结证甚者，则以泻火解毒为主。

【案例】

1.王蒲宁医案：许某某，男，32岁，职员，2004年9月11日初诊。患前列腺炎年余，小便时茎中疼痛，尿黄，灼热，心烦异常，情绪低落，口苦，口臭，大便偏干。舌红赤，苔薄黄，脉弦数。曾用多种抗生素并屡请中医治疗无效。前医所用处方有八正散、导赤散等。辨为冬地三黄汤证，用甘苦合化法。生地15g，麦冬10g，玄参15g，赤芍10g，黄连6g，黄柏10g，黄芩10g，大黄5g，金银花10g，地龙10g。6剂。2004年9月18日复诊：小便疼痛减轻，心烦、口苦、口臭等症消失，情绪好转，治病信心增加。脉弦数，舌红赤，苔黄，火邪尚存，营阴损伤，上方加丹参15g，7剂。2004年9月25日三诊：症状进一步减轻，守二诊方，或合入当归贝母苦参丸，或再加栀子、丹皮、桃仁、牛膝等药，共服30余剂，病告痊愈。摘自：王蒲宁，顾炜.健脾除湿法治疗湿疹50例［J］.辽宁中医杂志，2005，32（04）：98.

2.刘媛文医案：刘某，39岁。患者于1年前在项后长癣，后向腰腹及上肢扩展，皮损肥厚浸润，色红，呈慢性苔藓样损害，瘙痒甚剧，影响睡眠，精神不振，饮食减少，大便干结，舌质红，根部苔黄，脉弦细。曾多方求治，用过多种癣药膏，均不见效。证属风湿热郁久，伤血化燥，治宜滋阴清热，燥湿解毒，杀虫止痒。处方为：生地30g，玄参10g，麦冬10g，黄芩10g，黄柏10g，银花10g，苦参10g，白鲜皮10g，苍耳子10g，赤芍10g，黄连6g，甘草6g。上方水煎服至7剂，瘙痒基本停止，皮损变薄，继服6剂，皮损消退痊愈，嘱服3剂以巩固疗效。方中生地、玄参、麦冬滋阴清热；辅以三黄、银花清热燥湿解毒；赤芍凉血活血；苦参、白鲜皮、苍耳子祛风除湿，杀虫止痒。药合病机，所以疗效良好。摘自：刘媛文，谢红兵.冬地三黄汤临床运用举隅［J］.云南中医中药杂志，2004，25（04）：63.

3.刘媛文医案：黄某，男，29岁。患者2年来臀部反复出现小硬结节，基底潮红疼痛，渐即破溃，有脓性分泌物，不久消退，但隔几天后又复发，如此不断反复，缠绵难愈，曾用多种抗生素治疗，但未能彻底控制。现臀部有多个拇指大的疖肿，红肿热痛，口渴思饮，大便秘结，舌红苔黄燥，脉弦数，重按细小，证属湿热久蕴，化火成毒，兼血热阴亏，故热毒留结不去，反复发作，治拟清热燥湿，泻火解毒，凉血活血。药用：黄连6g，黄芩10g，黄柏10g，生地30g，玄参10g，麦冬10g，银花10g，连翘10g，赤芍10g，蒲公英10g，甘草6g。上方连服16剂，疖肿全部消退，随访半年未见复发。方中三黄清泄三焦，解毒燥湿；虑其苦寒易伤阴败胃，故辅以生地、玄参、麦冬、赤芍养阴凉血活血；银花、蒲公英、连翘增强其消散结毒之功；甘草调和诸药，兼能解毒。合用则清热解毒而不伤正，所以见效快，疗效巩固。摘自：刘媛文，谢红兵.冬地三黄汤临床运用举隅［J］.云南中医中药杂志，2004，25（04）：63.

13.小陷胸加枳实汤

【原文】脉洪滑，面赤身热头晕，不恶寒，但恶热，舌上黄滑苔，渴欲凉饮，饮不解渴，得水则呕，按之胸下痛，小便短，大便闭者，阳明暑温，水结在胸也，小陷胸汤加枳实主之。小陷胸加枳实汤方（苦辛寒法）：黄连二钱，栝楼三钱，枳实二钱，半夏五钱。急流水五杯，煮取二杯，分二次服。（中焦篇38）

【释义】温病患者出现脉象洪滑，颜面红赤，身发热，头昏晕，不恶寒，只觉得恶热，舌苔色黄而滑润，口渴喜欢喝凉水，但喝下后不能解渴，反而水入立即吐出，按压胸部下方有疼痛的感觉，小便短少，大便秘结。这些症状是阳明暑温的表现，属于水与暑热之邪互结于胸脘的病证，可用小陷胸汤加枳实治疗。

病人出现脉洪、面赤、不恶寒等症状，表明病邪已不在上焦，病证属于阳明暑热亢盛。暑邪致病多兼有湿热，暑热炽盛耗伤阴液则口渴，渴而饮水是"饮水自救"的征象。因为湿邪郁阻于中焦，所以饮入的水不能下行，反而逆而向上，以致发生呕吐。胃肠之气不能通降，就会引起大便不通。因而用黄连、栝楼清化中焦的热邪和痰湿，半夏祛除水痰而降逆和胃，再加入枳实苦辛通降，疏通幽门，以达到引水下行的目的。

【临床应用】小陷胸加枳实汤具有清热化痰开结的功效，主治阳明暑温，水结在胸，证见脉象洪滑，颜面红赤，身发热，头昏晕，不恶寒，只觉得恶热，舌苔色黄而滑润，口渴喜欢喝凉水，但喝下后不能解渴，反而水入立即吐出，按压胸部下方有疼痛的感觉，小便短少，大便秘结。本证因痰热结胸，气机阻滞所致，故用瓜蒌、半夏除痰散结，黄连清热，枳实行气，能通降开结。加减：胸脘胀满甚者，可加郁金以行气解郁，散结消痰；兼痰稠胶固者，可加胆南星、贝母以清热豁痰；痰热壅肺，症见胸闷气急者，可加葶苈子、杏仁清泻肺热；痛引两胁者，可加柴胡、黄芩。

【案例】

1.骆宏石医案：常某某，男，38岁，工人，1995年4月5日就诊。病史：上腹部疼痛。进食后缓解已3年，春秋时节反复发作。经省人民医院X光钡透确诊为十二指肠球部溃疡。曾服用"胃必治""丽珠得乐"等胃药，症状逐渐改善。3天前因工作劳累，饮酒较多后，上腹部痞满疼痛，呕吐，进水则吐，经某医院诊断为十二指肠球部溃疡合并幽门梗阻，建议手术治疗，患者不同意手术遂来门诊治疗。检查：体温36.8℃，呼吸16次/分，脉搏72次/分，血压12/9.5kPa，神清，检查合作，急性面容，略见消瘦，舌红苔黄腻，脉象弦滑。心肺听诊正常，腹部触诊平坦，心窝部硬满，按之疼痛，叩之有振水音，肝脾未触及。诊断：结胸证。处方：黄连15g，瓜蒌50g，清半夏20g，枳实20g，3剂水煎服。服药3剂后，呕吐停止，有饥饿感，可进半流饮食，上腹部胀闷减轻，脉象仍弦滑，舌红苔黄腻，心窝部较硬满，按之疼痛减轻。湿热痰浊渐除，胃失和降好转。拟以黄连10g，瓜蒌25g，清半夏、枳实、陈皮、厚朴各15g，服药3剂后诸症消失，经随访1年未见复发。摘自：骆宏石.小陷胸加枳实汤治疗幽门梗阻案例［J］.中医药学报，1997，（01）：30.

2.刘景源医案：患者某，女，52岁，2012年10月18日初诊。症见：反复中上腹胀痛3年，加重2周。患者自3年前始胃脘隐痛，胃镜显示浅表性胃炎伴糜烂。间断服中西药3年，病情时好时坏。近半个月来因老父亲在协和医院住院，陪床操劳，饮食不规律，情绪不佳，病情加重。刻诊：胃脘疼痛，泛酸，烧心，畏冷、酸、辣、甜食物，纳谷不馨，伴口干、口苦，神疲乏力，大便先干后溏、排出无力。脉弦滑数，舌淡胖，苔薄黄腻。证属中焦虚寒，肝胃不和。治当温中散寒、疏肝和胃。方用黄芪建中汤合小陷胸加枳实汤加减：生黄芪、炙黄芪各20g，桂枝10g，炒白芍20g，生姜3片，焦山楂、焦麦芽、焦神曲各10g，乌枣20g，炙甘草10g，黄连6g，全瓜蒌30g，清半夏10g，炒枳实10g，吴茱萸3g，鸡内金10g，乌贼骨15g，煅瓦楞子（先煎）30g，浙贝母15g，生白术60g，川朴10g。水煎服，分2次温服。服上方7剂，胃脘痛、烧心、泛酸已基本痊愈。因父亲做手术，未能及时复诊，现已停药1周。刻诊：胃脘痛已除，但见左胁下疼痛，B超显示无异常。右侧耳鸣，胸闷，下午自觉面颊红热感，咳嗽，白痰黏稠少量。脉弦滑数，舌黯苔薄白。证属：肝胃不和，痰湿阻肺。治当：疏肝和胃，健脾祛湿，化痰止咳。方用黄芪建中汤合小陷胸加枳实汤、小柴胡汤、旋覆花汤加减：柴胡12g，黄芩9g，黄连6g，姜半夏12g，全瓜蒌15g，党参30g，枳壳10g，桔梗10g，牛膝10g，旋覆花（包）15g，炒白芍15g，炙甘草10g，橘皮10g，炙黄芪20g，生山药30g，延胡索10g，干姜10g。去滓再煎，分3次温服。上方服14剂，诸症痊愈。1月后随访，未见复发。摘自：郑丰杰，刘宁，刘景源.刘景源教授辨治胃脘痛经验述要［J］.中华中医药杂志，2014（12）：3861-3864.

14.三石汤

【原文】暑温蔓延三焦，舌滑微黄，邪在气分者，三石汤主之。三石汤方：飞滑石三钱，生石膏五钱，寒水石三钱，杏仁三钱，竹茹（炒）二钱，银花三钱（花露更妙），金汁一酒杯（冲），白通草二钱。水五杯，煮成二杯，分二次温服。（中焦篇41）

【释义】暑温病，病邪蔓延到上、中、下三焦，如果见舌苔滑润而色淡黄的，表示病邪在三焦气分，可以用三石汤治疗；如果病邪在三焦存留日久，出现了舌质红绛而少苔的症状，则提示热邪已搏结于血分，可以用加味清宫汤治疗；如果病人神志昏迷，说明邪热内闭心窍，应当先投用紫雪丹，然后再给服清宫汤。

病邪蔓延到上、中、下三焦，说明病变已不局限在一经一脏，所以治疗应当以急清三焦之邪为主。此病证虽说病邪蔓延三焦，实际上仍以手太阴肺的病变为关键。这是因为肺主全身的气机运行，气机运行流畅，则暑热与湿邪都易于祛除，而且五行的生克关系，肺金是由阳明胃土所化生，肺按五行属性归类属于金而主白色，阳明的气运也属于金而主白色，因此能够治疗肺经疾病的药物大多可以兼治阳明胃的病变，同时治疗阳明胃病的药物也多数能够兼治肺的病变。此外，肺具有疏通调节水液运行的通道，使水湿下输膀胱而排出体外的功能。假如肺气的郁闭得到疏通，则膀胱的功能也可恢复正常，所以本病证虽然以肺为病变关键，实际上在治疗时还要兼顾胃和膀胱，因而说上、中、下三焦都包括在其中，这就是暑温邪在三焦气分用三石汤治疗的道理。如果病邪在三焦久留不去，最终可以深入血分，由于心主血脉，故极易发生痰热内闭心包的病变，所以用加味清宫汤为主治疗。如果出现心包内窍闭阻的症状，则是热邪亢盛所导致的，紫雪丹不仅能清心开窍，而且退热迅速，治疗本证较为适宜。

【临床应用】三石汤具有清热利湿、宣通三焦的功效，主治暑湿弥漫三焦，邪在气分，证见身热汗出、面赤耳聋、胸脘痞闷、下利稀水、小便短赤、咳嗽带血、不甚渴饮、舌质红、苔黄滑、脉滑数。本证因湿热弥漫三焦所致，故用石膏、寒水石清泻内蕴之热，滑石、通草清利湿热，杏仁宣气分，金银花、金汁清解热毒，竹茹清热透络。本方以辛寒清热利湿为主，佐以苦降肺气，芳香宣透，故属于"微苦辛寒兼芳香法"。加减：上焦见症明显加黄芩、连翘、瓜蒌皮等；中焦见症明显加黄连、厚朴、蔻仁等；下焦见症明显加薏苡仁、茯苓、车前子等。若暑热盛而无金汁时，可加黄连、黄芩等。

【案例】

1.方药中医案：秦某某，女性，5岁，1973年健康检查时发现谷丙转氨酶156单位，麝香草酚浊度试验7单位，麝香草酚絮状试验（＋），诊断为肝炎，经"保肝"治疗一直未愈。1976年12月9日前来诊治，查谷丙转氨酶200单位，麝香草酚浊度试验10单位，麝香草酚絮状试验（＋＋＋），患儿纳少神疲，脘胁痛，溲黄，口干，舌质红苔薄腻，脉细数，良由肝肾阴虚，湿热之邪偏盛，拟清热利湿解毒兼固其本。予升麻葛根汤、减味三石汤合加味一贯煎。上方服20剂，诸症悉减。1977年1月9日复查肝功能，麝香草酚浊度5单位以下，麝香草酚絮状试验（－），谷丙转氨酶正常值范围，就去升麻葛根汤，改用加味一贯煎，调治20余日而愈。摘自：方药中，王琦，盛增秀.迁延性、慢性肝炎的诊治［J］.新医药学杂志，1977（07）：35-37.

2.叶天士医案：杨，二八，暑热必夹湿，吸气而受，先伤于上。故仲景伤寒先分六经，河间温热，须究三焦。大凡暑热伤气，湿着阻气。肺主一身周行之气，位高，为手太阴经。据述病样，面赤足冷。上脘痞塞，其为上焦受病显著。缘平素善饮，胃中湿热久伏。辛温燥烈，不但肺病不合，而胃中湿热，得燥热锢闭。下利稀水，即邪热下利，故黄连苦寒，每进必利甚者，苦寒以胜其辛热，药味尚留于胃底也。然与初受之肺邪无当。此石膏辛寒，辛先入肺；知母为味清凉，为肺之母气。然不明肺邪，徒曰生津，焉是至理？昔孙真人未诊先问，最不误事，再据主家说及病起两旬，从无汗泄。《经》云：暑当汗出勿止，气分窒塞日久，热侵入血中，咯痰带血，舌红赤，不甚渴饮，上焦不解，蔓延中下，此皆急清三焦，是第一章旨。故热病之瘀热，留络而为遗毒，注腑肠而为洞利，便为束手无策。再论湿乃重浊之邪，热为熏蒸之气，热处湿中，蒸淫之气上迫清窍，耳为失聪，不与少阳耳聋同例。青蒿减柴胡一等，亦是少阳本药。且大病如大敌，选药若选将，苟非慎重，鲜克有济。议三焦分清治，从河间法。飞滑石、生石膏、寒水石、大杏仁、炒黄竹茹、川通草、营白金汁、金银花露。又，暮诊，诊脉后，腹胸肌腠发现隐疹，气分湿热原有暗泄之机，早间所谈余邪遗热必兼解毒者为此。下午进药后，诊脉较大于早晨，神识亦如前，但舌赤，中心甚干燥，身体扪之，热甚于早间此，阴分亦被热气蒸伤。瘦人虑其液涸，然痰咯不清，养阴药无往而非腻滞。议得早进清膈一剂。而三焦热秽之蓄，当用紫雪丹二三匙，借其芳香宣窍逐秽，斯涸热可解，浊痰不黏，继此调理之方，清营分，滋胃汁，始可瞻顾。其宿垢欲去，犹在旬日之外。古人谓下不嫌迟，非臆说也。紫雪丹一钱六分。知母、竹叶心、连翘心、炒川贝、竹沥、犀角、玄参、金汁、银花露。摘自：叶天士.临证指南医案［M］.北京：人民卫生出版社，2006.

15.杏仁滑石汤

【原文】暑温伏暑，三焦均受，舌灰白，胸痞闷，潮热呕恶，烦渴自利，汗出溺短者，杏仁滑石汤主之。杏仁滑石汤方（苦辛寒法）：杏仁三钱，滑石三钱，黄芩二钱，橘红一钱五分，黄连一钱，郁金二钱，通草一钱，厚朴二钱，半夏三钱。水八杯，煮取三杯，分三次服。（中焦篇42）

【释义】暑温和伏暑病，病邪已经侵犯到了上、中、下三焦，病人出现舌苔灰白，胸脘部痞塞胀闷，下午发热显著，恶心呕吐，烦躁口渴，大便溏泄，全身出汗，小便短少等症状，可用杏仁滑石汤治疗。

本病证中出现的舌苔白、胸脘痞闷、大便稀薄、恶心呕吐等症状，是有湿邪内阻所致。下午热盛，烦躁口渴、有汗、小便短少等症状，是热邪亢盛造成的。此时热邪交混于湿邪之中，而湿邪蕴结日久又会产生热邪，湿邪与热邪相互交混，不能单纯用偏于寒或偏于热的药物来治疗。所以本方用杏仁、滑石、通草宣畅肺气，肺气宣通，水湿就能下达膀胱而排出体外；厚朴味苦而性温，可以燥湿理气，消除胀满；黄芩、黄连能清除里热，燥湿止泻，尤其适用于湿热引起的腹泻；郁金气味芳香，可以疏通窍道，开散闭结；橘红、半夏能健胃降逆，宣化痰湿，善于治疗恶心呕吐。以上药物配合运用，可使三焦交混的湿热病邪各得分解。

【临床应用】杏仁滑石汤具有苦辛通降、清利三焦湿热的功效，主治暑温、伏暑之湿热弥漫三焦，困阻中焦脾胃，证见胸脘痞闷，潮热呕恶，烦渴自利，汗出溺短，舌灰白。本证因湿热并重、弥漫三焦所致，故以杏仁、滑石、通草宣肺利湿，橘红、半夏、厚朴苦温燥湿，黄连、黄芩清热燥湿，郁金芳香开闭。全方用苦、辛之品开上、畅中、渗下而达分消走泄湿热之效，用寒凉之品清湿中之热，故为"苦辛寒法"。加减：兼恶寒者，为兼外寒客表，可加藿香、香薷等；舌质红绛者，为邪入营血，可加生地、丹皮等。

【案例】

1.许家松医案：曲某，男，22岁，2001年3月30日初诊。主诉下肢水肿反复发作20个月，发热、咽痛反复发作近1个月。患者于1999年8月冷水浴后出现咽痛、下肢水肿，在当地医院查尿蛋白（++++）。经住院治疗静脉点滴强的松60mg、维生素C、先锋铋等药10天后，肿消，尿转阴。9月底后开始反复发作，尿PRO（++）。1999年12月21日协和医院肾穿示：微小病变肾病，肾病综合征。口服泼尼松、雷公藤、环磷酰胺200mg入20ml生理盐水中静滴（共用8g）治疗，环磷酰胺用至5.4g时，尿（-），激素减至45mg/天，24小时尿蛋白定量10g以上，尿蛋白（+）。2000年6月12日就诊时，全身高度浮肿，尿少，尿量500~600ml/24h，服激素40mg/天。经用参芪归芍地黄汤加减治疗后，尿蛋白（+），镜检（-），肿消，但中间仍有反复，服激素35mg/天。近1个月以来反复感冒，症见发热、咽痛，在当地医院静脉点滴环丙沙星4天。现症见：口干苦，渴欲饮水，体温正常，咽不痛，身痛，乏力，基本无汗，纳差，轻度恶心，尿量500ml/24h，色黄，患者呈急性病面容，精神不振，满月面，颜面、后背、胸部可见较为密集的痤疮，腹部可见妊娠纹，全身高度水肿，下肢按之如泥，口唇干燥皲裂。舌质红绛，舌苔黄厚腻，脉沉濡。1年前查肾功：Cr：59μmol/L（53~97），BUN：4mmol/L（2.9~8.9），UREA：230μmol/L（202~416）；血脂：CHO：6.60mmol/L（3.1~5.17），HDL-C：1.65mmol/L（1.16~1.42），LDL-C：3.98mmol/L（2.84~3.1），VLDL-C：2.14mmol/L（0.45~1.71）；肝功

（ALT）：51U/L。2001年3月30日查：尿蛋白（++++），
ERY（++++）。镜检：红细胞1～2/HP、白细胞1～2/HP。
病属湿热弥漫三焦。治以宣气、化湿、清热。方用杏仁滑
石汤加味。处方：杏仁10g，滑石30g，薏苡仁30g，炒黄芩
10g，黄连6g，厚朴6g，法半夏10g，通草3g，生石膏20g，
郁金10g，橘红10g，白豆蔻6g，西洋参1g（单服），竹叶
10g。9剂，水煎服，日1剂。2001年4月9日二诊：上方服用
2剂后，肿减，纳增，精神好转，身不痛，恶心、胸闷明
显减轻，便干好转，可侧卧，口仍苦，唇略干。尿量增至
4000ml/24h。舌质稍暗红，舌苔薄白，脉左细弦，右沉细。
上方加生地黄12g，牡丹皮10g，西洋参2g（单包），10剂。

摘自：马晓北.许家松运用杏仁滑石汤经验举隅［J］.中国中医药信息杂志，
2002，9（4）：72-74.

　　2.戴红惠医案：徐某，女，50岁，2010年6月12日初
诊。冒雨后发热3天，汗出不多，周身酸楚，胸闷心烦，头
昏纳呆，咳嗽不甚，小溲短赤，舌苔黄腻，脉濡数。查：T
39.0℃，WBC：7.65×10^9/L、N 0.56、L 0.34。西医诊断为上
呼吸道感染。中医诊断为感冒。证属暑湿郁遏卫气。治宜
祛湿清热，宣畅气机。方选杏仁滑石汤加减。杏仁10g，滑
石10g，黄芩10g，郁金10g，厚朴10g，半夏10g，橘红6g，
通草6g，豆卷10g，桔梗6g，藿香10g。每日1剂，水煎温
服。服2剂后汗出热降，余症亦减轻。续服上方3剂，体温
恢复正常，咳嗽已止，惟觉身倦纳少。饮食调理，休息2日
痊愈。按：暑湿伤表，表卫不和，故身热、有汗不畅；暑
湿郁遏气机，故胸闷、头痛；热灼津伤，故心烦、小便短
赤。药用豆卷、藿香芳香化湿宣表，杏仁、桔梗宣利上焦

肺气，半夏、厚朴、橘红、郁金行气化湿和中，黄芩、滑石、通草利湿清热。诸药相合，宣上、畅中、渗下，使气畅湿行，暑解热清。摘自：戴红惠.杏仁滑石汤加减治验三则〔J〕.实用中医药杂志，2014，10（30）：968-969.

16.人参泻心汤加白芍汤

【原文】湿热上焦未清，里虚内陷，神识如蒙，舌滑脉缓，人参泻心汤加白芍主之。人参泻心汤方（苦辛寒兼甘法）：人参二钱，干姜二钱，黄连一钱五分，黄芩一钱五分，枳实一钱，生白芍二钱。水五杯，煮取二杯，分二次服，渣再煮一杯服。（中焦篇54）

【释义】湿热病邪在上焦未能清化，若病人正气亏虚，湿热就会内陷，出现神志昏蒙、舌滑、脉缓等表现，可用人参泻心汤加白芍治疗。

湿热之邪在上焦时，若中焦阳气不虚，则病邪始终在上焦，不会内陷生变。如果中阳亏虚或用药有误损伤了中焦阳气，必然会导致病邪内传。湿邪伤人的症状为头重如裹、视物如蒙等；热邪则能使人神昏。因此湿热之邪内陷会导致神志昏蒙不清，这种神志异常与热邪侵犯心包而产生的神昏谵语有所不同。由于有正气亏虚，所以用人参护养中阳，白芍护养真阴。又因湿邪内陷，故用干姜、枳实辛散温通化湿，由于湿邪兼夹热邪，故用黄芩、黄连苦寒清热。本病证属湿热内陷，不能从表而解，必须采用辛苦通降法祛除在里的湿热。

【临床应用】人参泻心汤加白芍汤具有理中温脾补

虚，苦寒泄胃消痞的功效，用于上焦湿热，里虚内陷，出现神识如蒙，舌滑脉缓为主要临床表现的证候，多由中阳本虚，或误伤药饵，致邪陷于里。加减：去黄芩、白芍，加生姜、牡蛎，可用于疟伤胃阳，气逆不降，热劫胃液，不饥不饱，不食不便，渴不欲饮，味变酸浊。

【案例】

1.高辉远医案：某男，暑温症。开始曾服白虎汤加苦寒之品，大队骤进，石膏用至数斤，犀角用至数两，反而高热不退，神识如蒙，腹满下利，舌白，尿不利。此为热邪内陷，凉遏冰伏，太阴被困，中阳受伤，先以加减人参泻心汤去枳实之苦降，加半夏之辛通。1剂而热退出汗，溲行利减，但患者肤冷息微，脉微舌淡，四肢厥逆，如真武证，此热通而阳气衰微，非参附不足以回阳，非龙牡不足以固阴，遂用参附汤加龙牡，少佐麦味，寓生脉散之意。盖此病后的生命之机，有赖参附回阳，阳同则生，阳不同则脱。肢冷转温，汗亦减少，2剂阳气旧复，神气始清。终以三才汤调理，护阳和阴，日渐康复。按：本证属于中虚郁热气逆所致，故用人参、干姜健脾补中，生姜、枳实和胃降逆，黄连清热，牡蛎敛肝降逆。全方辛苦通降、咸寒敛肝、甘温补中，以达阳明、厥阴两和之效，属于"苦辛温复咸寒法"。摘自：王发渭，干有山，薛长连.高辉远临证妙用附子撷拾［J］.湖北中医杂志，1992，14（3）：2-3.

17.三香汤

【原文】湿热受自口鼻，由募原直走中道，不饥不食，机窍不灵，三香汤主之。三香汤方（微苦微辛微寒兼芳香法）：瓜蒌皮三钱，桔梗三钱，黑山栀二钱，枳壳二钱，郁金二钱，香豉二钱，降香末三钱。水五杯，煮取二杯，分二次温服。（中焦篇55）

【释义】湿热之邪从口鼻侵入，由募原直接传到中焦脾胃，出现不知饥饿，不思饮食，神机失灵等症状，可用三香汤治疗。

本条是讨论病邪从上焦传来，再使其从上焦而祛除的治法。本病证由上焦传变而来，其病机尚属轻浅，瓜蒌皮、桔梗、枳壳微苦微辛的药物开泄上焦，用质轻浮味微苦的山栀清热，以香豉、郁金、降香芳香宣化上、中焦秽浊之邪而开通郁闭，使邪从上焦宣透，所以用药侧重于轻清。

【临床应用】三香汤具有轻清宣散、开窍通痹的功效，既可用于湿热闭阻，机窍不灵的精神异常，也可用于湿热阻于膜原的不饥不食。本证因湿热内阻，机窍不灵，故用瓜蒌壳、桔梗、枳壳微苦微辛以开上，栀子寒以清热，淡豆豉、郁金、降香芳香开郁，故为"微苦微辛微寒芳香法"。加减：治疗癫症，本方加菖蒲、远志、枣仁、淮小麦、红枣、胆南星等药；狂症，本方加黄芩、大黄、胆草、芦荟、胆南星、生铁落、石膏、水牛角、菖蒲等药，并另服安宫牛黄丸。治疗不饥不食，脾虚湿盛者加白术、茯苓；脾气虚者加党参；中焦虚寒者加砂仁、草豆蔻；血瘀胃脘者加蒲黄、灵脂；嘈杂吞酸者加瓦楞子；胃热者加生石膏、黄芩。

【案例】

1.陈潮祖医案：张某，退休职工，1981年就诊。自述无其他病，唯不饥不食亦有年矣。经数医调治，仍然未见其效。观其舌质微红，苔薄微黄不腻，脉象弦数。因思此证病位在脾却又不似脾为湿困。叶天士先生《临证指南》谓：三香汤能治"湿热受自口鼻，由膜原直走中道，不饥不食，机窍不灵"之证，不妨一试。遂书此方付之，嘱其试服，亦未期其必效。时隔一月，患者邀余至人民公园品茗，述服本方以后，食量大增，每日可食大米饭六碗，肥鸡一只，月来一切正常。摘自：陈潮祖.中医治法与方剂（第四版）[M].北京：人民卫生出版社，2003.

2.庞连晶医案：女，58岁。主诉：胃癌根治术后13天，恶心、呕吐3天。现病史：患者2012年11月15日在全麻下行"胃癌根治术"，病情平稳出院。3天前患者进食动物肝脏等食物后出现恶心、呕吐，呕吐物为含胆汁的胃内容物，伴有腹胀，夜间发作频繁，伴发热，体温38.0℃，偶伴咳嗽，咯白色黏痰，无泛酸、烧心，无腹痛、腹泻，大便日1次，量少，为不成形黄便，小便正常，睡眠欠佳。舌红苔白，脉弦。中医诊断：痞满，脾虚湿阻证。西医诊断：胃癌术后胃排空障碍综合征。治以健脾益气化湿，处方：木香10g，香附10g，藿香10g，生白术15g，陈皮6g，法半夏10g，厚朴10g，炙黄芪20g，山药10g，茯苓10g，干姜5g，炒枳壳10g，竹茹10g，黄连3g，旋覆花10g（包），赭石30g（先煎），炙甘草6g。针刺取穴为双侧足三里、内关、三阴交，电针及电磁波理疗。三香汤加味，健脾理气化湿；针灸治疗方面，内关宣通上中二焦气机。针刺足三里后胃窦上下径、前后径都明显增大，胃蠕动的频率和幅度均有增加，三阴交升提脾气，共同作用使胃排空时间缩短，加强胃内滞留液的排空。摘自：庞连晶，符思.三香汤治疗术后胃瘫综合征［J］.山东中医杂志，2014（01）：63-64.

3.周天寒医案：蒲某，男，17岁，学生，1990年5月8日诊。因素蕴郁热，又饮食不慎，致双目发黄，发热口渴，口苦心烦，不思饮食，小便黄赤短少。肝功能检查：黄疸指数18单位，锌浊15单位，谷丙转氨酶180单位，尿二胆阳性。诊断为急性传染性黄疸型肝炎。除西药保肝治疗外，加用中药治疗。初诊为肝胆湿热，用茵陈蒿汤加味治疗效差，诸症如故。察其舌质红，苔黄腻，脉弦数有力，知为湿热中阻，胆热内郁之候，治宜芳香化湿，清热利胆。改用三香汤加味：瓜蒌壳、桔梗、枳壳各12g，栀子、郁金各15g，降香、淡豆豉各10g，茵陈30g，板蓝根18g。服上方2剂后症状减轻，8剂后黄疸基本消失，后守方去淡豆豉、降香，酌加沙参、麦芽、丹参等，共进15剂，诸症皆失，肝功复查正常。摘自：周天寒.三香汤临床应用举隅［J］.实用医学杂志，1993（02）：34-35.

18.茯苓皮汤

【原文】吸受秽湿，三焦分布，热蒸头胀，身痛呕逆，小便不通，神识昏迷，舌白，渴不多饮，先宜芳香通神利窍，安宫牛黄丸；继用淡渗分消浊湿，茯苓皮汤。茯苓皮汤（淡渗兼微辛微凉法）：茯苓皮五钱，生薏仁五钱，猪苓三钱，大腹皮三钱，白通草三钱，淡竹叶二钱。

水八杯，煮取三杯，分三次服。（中焦篇56）

【释义】秽湿之邪从口鼻而入，遍布于三焦，热邪亢盛而内蒸，头胀。身体疼痛，呕吐，小便不通，神识昏迷，舌苔白，口渴而不想多喝水。治疗应先用芳香开窍醒神法，用安宫牛黄丸，神志清醒后，再用淡渗利水、分消湿浊法，可用茯苓皮汤。

上述病证是湿热之邪困阻表里、经络、脏腑、三焦所造成的。这种病变最怕出现内闭外脱之证，所以必须首先给予安宫牛黄丸开窍清热以保护神明，但安宫牛黄丸没有利湿的作用，而本病是因湿热所致，故接着要用茯苓皮汤淡渗利湿。

【临床应用】茯苓皮汤具有利湿清热的功效，主治湿热困阻，身痛、头胀、呕逆、小便不利等症。本证因湿热困阻表里三焦，故用茯苓皮、猪苓、薏苡仁、通草清利湿热，大腹皮行气降逆，竹叶清热。方中淡渗利湿为主，兼用辛凉清解，属于"淡渗兼微辛微凉法"。

【案例】

1.叶天士医案：某，吸受秽邪，募原先病，呕逆，邪气分布，营卫皆受，遂热蒸头胀，身痛经旬，神识昏迷，小水不通，上中下三焦交病，舌白，渴不多饮，是气分窒塞，当以芳香通神，淡渗宣窍，俾秽湿浊气，由此可以分消。处方：茯苓皮五钱，生薏仁五分，猪苓三钱，大腹皮三钱，白通草三钱，淡竹叶二钱。按：此湿邪犯及上中下三焦之病。湿犯上焦，病见"热蒸头胀"；湿犯中焦，"呕逆""渴不多饮"；湿犯下焦，"小水不通"。但湿浊秽气又可蒙蔽心包，而见神识昏迷。叶氏选竹叶宣通上焦，苡仁、大腹皮运化中焦，茯苓皮、猪苓、通草渗利下焦。药仅数味，但轻清宣散，着力点在分消三焦湿浊。病入心包，故用牛黄丸清心醒神。由此说明，湿浊虽在气分，但一经入心入营，亦可佐以苦辛寒之品以清心凉营。摘自：叶桂.临证指南医案.北京：人民卫生出版社，2006.

2.姜鲁峰医案：吴某，女，32岁，1971年8月5日就诊。自述纳差、脘痞、肢肿一年余。今日晨起觉头热头胀，迷糊，恶心，口渴不欲饮，小便不通，小腹胀痛，苔白腻，脉沉缓。本证系中焦湿浊久困，脾胃升降失司，湿浊蒙上流下所致。处方：茯苓皮20g，生苡仁20g，大腹皮15g，通草15g，竹叶10g，泽泻15g。水煎，送服苏合香丸。二诊：次日来诊，服药后小便得通，腹胀缓解，头热头胀消失，不恶心，其他症同前。拟方如下：茯苓皮20g，生苡仁20g，通草15g，苍术15g，半夏10g，陈皮10g，大腹皮10g。服药后饮食渐增，浮肿渐消，脘痞已明显好转。摘自：姜鲁峰.湿疹32例.安徽中医临床杂志，1999（02）：203-204.

19.新制橘皮竹茹汤

【原文】阳明湿温，气壅为哕者，新制桔皮竹茹汤主之。新制桔皮竹茹汤（苦辛通降法）：桔皮三钱，竹茹三钱，柿蒂七枚，姜汁三茶匙（冲）。水五杯，煮取二杯，分二次温服；不知，再作服。有痰火者，加竹沥、瓜蒌霜。有瘀血者，加桃仁。（中焦篇57）

【释义】湿温病如病邪影响到阳明胃时，可以引起胃气壅滞、气机上逆而出现呃逆，可用新制橘皮竹茹汤治疗。

《金匮》中的橘皮竹茹汤，是治疗胃气虚损而感受病邪所致呃逆的方剂，现在治疗的病证是因湿热壅遏胃气所致的呃逆，故不宜用人参、甘草等壅补的药物，而改用柿蒂。柿子成熟于秋季，禀受了阳明燥金的主气，且其形状为方形，这是其他果物所没有的，因而治疗肺胃疾病具有独特的作用（肺脏的五行属性为金，胃的气运也属金）。柿蒂为柿的归束之处，从开花至结果都源于此处。凡是花其性能都升散，凡是子其性能皆沉降，而沉降之前必然先收聚，所以柿蒂与收散和沉降均有关系，因而擅长治疗呃逆（从草木的整体性质分析，芦和蒂为升降的门户，载生发之气的是芦，接受阴精之气归藏的是蒂）。

【临床应用】新制橘皮竹茹汤具有清化痰热、和胃降逆的功效，主治阳明湿温气滞之呕恶，证见呕恶、嗳气反酸，大便溏而不爽，舌质红苔黄腻，脉滑数。加减：若兼胃阴不足，可加麦冬、石斛以养胃阴；若胃热而气阴两伤之呕呃，可加麦冬、半夏以养阴和胃；痰火盛者，加竹沥、瓜蒌霜；有瘀血者，加桃仁。

【案例】

1.毛伟松医案：患儿，男，7岁，2010年10月9日初诊。反复恶心呕吐10天，伴纳呆。患儿素喜零食，无发热、咳嗽，巩膜无黄染，咽稍红，心肺腹（－），肘膝关节时有疼痛，二便正常，苔微腻、舌尖偏红，脉细弦。中医诊断为呕吐，证属胃虚有热，脾运不健。治以益胃清热，健脾止呕。处方：陈皮2g，竹茹3g，太子参10g，生甘草3g，茯苓6g，麦冬4.5g，淮山药8g，薏苡仁10g，麦芽8g，谷芽8g，生山楂6g，神曲5g，厚朴3g，腊梅花3g。3剂，水煎服。2诊：恶心呕吐、纳呆症状均明显好转，上方加生白术5g，3剂。痊愈告终。摘自：毛伟松.橘皮竹茹汤临床应用举隅［J］.中医儿科杂志，2012，08（04）：22-23.

2.毛伟松医案：患儿，男，8月，2011年7月29日初诊。1周前因发热咳嗽，服银翘散合小柴胡汤后身热退，但咳嗽。近2天咳嗽再发，咽红充血，鼻塞、流浊涕，纳差，心律齐，肺呼吸音粗，大便软、日1～2次，苔微腻、舌偏红，指纹浮。中医诊断为感冒，证属感冒愈后余邪再起之重复感冒，脾胃已虚，风邪化热。治以健脾益胃，疏风清热。处方：陈皮1.5g，竹茹2g，生甘草2g，金银花6g，连翘6g，黄芩4.5g，茯苓4.5g，谷芽4.5g，麦芽4.5g，浙贝母4.5g，桑白皮4g，薏苡仁6g，桔梗3g，蝉蜕1.5g，神曲5g。3剂，水煎服。二诊：咳嗽、纳差均改善，咽中仍有痰，大便日1次，质软。上方改蝉蜕为2g、竹茹3g，3剂。三诊：咳嗽已少，余症亦轻，原方去桑白皮，3剂。痊愈告终。摘自：毛伟松.橘皮竹茹汤临床应用举隅［J］.中医儿科杂志，2012，08（04）：22-23.

20.一加减正气散

【原文】三焦湿郁，升降失司，脘连腹胀，大便不爽，一加减正气散主之。一加减正气散方：藿香梗二钱，厚朴二钱，杏仁二钱，茯苓皮二钱，广皮一钱，神曲一钱五分，麦芽一钱五分，绵茵陈二钱，大腹皮一钱。水五杯，煮二杯，再服。（中焦篇58）

【释义】湿邪郁阻三焦，气机升降失常，出现脘腹胀满，大便不爽快等症状，可用一加减正气散治疗。

本条病证的治疗以升降中焦气机为基本大法，这是由于二者的临床表现不相同的缘故。藿香正气散原本是苦辛温兼甘法，现经过加减成为苦辛微寒法。去原方中的紫苏、白芷是因为没有表证而不须解表，去甘草、桔梗是因为本证病位在中焦而不必升提上焦。方中以藿香芳香化湿，厚朴、广皮、茯苓、大腹皮理气消除胀满，再加用杏仁宣利肺和大肠之气，神曲、麦芽升降中焦脾胃的气机，茵陈宣透湿邪之郁滞而鼓舞生发之气。藿香只用其梗，是利用其只作用于中焦而不作用于体表的功效，茯苓只用皮，是因为各种皮的性能大多属于寒凉，对于清化湿热有独特的功效。

【临床应用】一加减正气散具有芳香化湿、理气和中的功效，主治三焦湿郁，升降失司，证见脘腹胀满，大便溏垢不爽。本证因湿邪阻滞中焦气机，故用藿香芳香化湿，厚朴、陈皮、大腹皮燥湿理气，神曲、麦芽健脾和胃，佐以杏仁肃降肺气，茵陈舒肝理气，并用茯苓皮以利湿。

【案例】

1.赵龙医案：陈某，男，36岁，1999年8月就诊。诉近半月来头痛如裹，右侧为重，彻夜难眠，伴脘腹胀闷，二便不爽，苔白，脉缓。治予一加减正气散化裁，处方：藿香10g，厚朴10g，陈皮10g，茯苓15g，腹皮10g，茵陈蒿10g，荷叶10g，杏仁10g，神曲10g，白芷10g，麦芽10g。

水煎服，日1剂，服3剂，症大减，再服3剂而痊愈。摘自：赵龙.五个加减正气散证治浅析与验案举隅［J］.中医药导报，2005，11（02）：44-45.

2.李世增医案：马某某，女，36岁，农民，1990年9月初诊。头痛如裹，尤以右侧为重，已半月有余，痛甚恶心呕吐，彻夜难眠，并伴有脘腹胀闷，二便不爽。就诊前曾按偏头痛对症治疗，症不缓解，舌白，脉缓。用正气散法加减：藿香20g，厚朴20g，陈皮10g，茯苓15g，茵陈15g，荷叶10g，杏仁10g，神曲10g，麦芽10g，白芷10g。服药3剂，症情大减，再进3剂而愈。摘自：李世增.试论加减正气散及运用［J］.北京中医药，1993（01）：45-46.

3.张厚雄医案：某某，男，3岁。患儿精神萎靡已3天，现发低烧，呕吐，恶油，不欲食，小便深黄，舌苔白、厚腻，脉濡缓。肝功谷丙转氨酶58单位，锌浊度试验10单位，尿胆红素阳性。诊断："病毒性肝炎"。辨证：寒湿痹阻脾胃。治宜芳香化浊。方用加减正气散化裁：藿香10g，大腹皮6g，杏仁6g，陈皮6g，神曲20g，莱菔子20g，山楂30g，厚朴6g，甘草6g，茵陈10g，水煎服2剂。复诊：患者巩膜及全身开始发黄，大便灰白色，小便浓茶色，恶心、呕吐症状消失，余症同前。用前方加茵陈至15g，栀子10g，郁金6g。水煎服4剂后又诊：患者巩膜及全身黄疸已于昨日退尽，体温正常，精神有所好转，舌苔薄，脉缓。前方茵陈减至10g，加五味10g。水煎服2剂后，诸症大部消失，但纳差。用前方加白术10g，砂仁6g，连服10剂后患儿食欲正常，余症皆消失。复查肝功谷丙转氨酶15单位，锌浊度试验2单位。乃愈。摘自：张厚雄.加减正气散治疗病毒性肝炎

［J］.四川中医，1984（02）：55.

21.二加减正气散

【原文】湿郁三焦，脘闷，便溏，身痛，舌白，脉象模糊，二加减正气散主之。二加减正气散（苦辛淡法）：藿香梗三钱，广皮二钱，厚朴二钱，茯苓皮三钱，木防己三钱，大豆黄卷二钱，川通草一钱五分，薏苡仁三钱。水八杯，煮三杯，三次服。（中焦篇59）

【释义】湿邪郁阻三焦，脘腹痞闷，大便稀溏，身体疼痛，舌苔白，脉象模糊不清，可用二加减正气散治疗。本条所讨论的病证既有脘闷、便溏等湿邪困阻中焦脾胃的症状，又有身体疼痛、舌苔白、脉象模糊等湿邪阻滞经络的表现，所以用防己迅速祛除经络中的湿邪。由于本证出现大便稀溏而不是大便不爽，为湿困胃肠所致，所以加用通草、薏仁，通过利小便而达到使大便正常的目的。大豆黄卷是经过湿热蒸变后形成的，故能清化体内蕴阻之湿热，健运脾胃。

【临床应用】二加减正气散具有芳香化湿、疏通经络的功效，主治湿邪留阻经络所致身痛、便溏、身痛、脉象模糊。本证因湿热蕴结中焦，阻滞经络所致，故用藿香芳香化湿、醒脾和胃，薏苡仁利湿健脾、舒筋除痹，大豆黄卷分利湿热，防己祛风除湿、通经活络，佐以陈皮、厚朴燥湿除满，茯苓皮渗湿健脾，通草清热利湿。

【案例】

1.赵龙医案：万某，女，43岁，1998年9月就诊。诉1

周前冒雨后起病，现发热虽退，但全身疼痛难忍，午后为重，脘腹胀闷，大便不畅，苔白腻，脉濡缓。拟予二加减正气散健脾利湿，理气消闷，通利经络。处方：藿香、厚朴、陈皮、木防己、羌活、苍术、通草各10g，茯苓12g，薏苡仁30g。服药3剂，而告病愈。摘自：赵龙.五个加减正气散证治浅析与验案举隅［J］.中医药导报，2005，11（02）：44-45.

2.李世增医案：陈某某，男，62岁，1986年8月初诊。主诉：周身肌肉疼痛而沉重，尤以四肢为重。半月前因途中冒雨，即而发热恶寒，经某医院诊为感冒，服药后，发热恶寒除，但以身疼不减，尚有胸闷，大便溏，日一两次，苔白滑，脉缓无力。辨证：湿阻表里，气机不畅。治法：芳香化湿，宣通表里。方药二加减正气散加减：藿香10g，陈皮10g，茯苓15g，厚朴10g，杏仁10g，茵陈15g，苍术10g，防己10g，防风10g，生熟地黄各30g，炙甘草6g。服药3剂，痛除病愈。摘自：李世增.五加减正气散方解及临床应用［J］.北京中医药，1995（03）：39-40.

22.三加减正气散

【原文】秽湿着里，舌黄脘闷，气机不宣，久则酿热，三加减正气散主之。三加减正气散方（苦辛寒法）：藿香（连梗叶）三钱，茯苓皮三钱，厚朴二钱，广皮一钱五分，杏仁三钱，滑石五钱。水五杯，煮二杯，再服。（中焦篇60）

【释义】秽湿之邪留于体内，出现舌苔发黄，脘部作闷等症状，这是由于秽湿久留，郁而化热，气机失于宣畅而致，可用三加减正气散治疗。前述的两种治法，一是以升降脾胃的气机为主，一是以宣通经络的湿邪为主。本条病证由于出现了舌黄，故可以判断体内有热邪内伏。湿邪久郁而化热，身体必然发热，所以治疗时加杏仁宣利肺气，肺气宣畅则湿热之邪易于清化；方中滑石辛淡而凉，可清利湿热，配合藿香既可化湿又可宣通气机。

【临床应用】三加减正气散具有芳香开泄、清热利湿的功效，主治湿温日久，邪入中焦，郁而化热，湿重热轻，证见胸闷、腹胀、纳食少、舌苔白腻等。本证因湿郁化热、湿重于热，故用藿香醒脾和胃、芳香化湿，杏仁利肺气、开水之上源，滑石清湿中之热，茯苓皮健脾利湿，佐以陈皮、厚朴调理中焦气机。加减：湿偏重于热则可加白蔻、白术、大腹皮等，燥湿理气和胃，湿祛即止，以防助热；热偏重于湿者则可加山栀、竹叶等，清热和胃，然亦不可久用，以防冰伏湿邪；湿热并重可祛湿清热并用，加黄芩、茵陈、菖蒲、白豆蔻等，从而达到使湿与热不相搏，孤立邪热的目的；湿热遏阻脾胃，脘满腹胀，舌苔黄滑厚，加佩兰、黄芩、神曲，祛湿热，化积滞；湿热蕴肺，肺失清肃，咳嗽痰多，胸脘满闷，小便短黄，舌苔黄厚滑，将原方滑石减量，防其渗利太过，加黄芩、桔梗、莱菔子、白前，清肺化痰。

【案例】

1.赵龙医案：王某，女，40岁，2003年7月就诊。诉月经不调半年，前后无定期，量少质淡，精神抑郁，胸脘满闷，经来加重，甚则四肢发凉，时有白带。服调经药不效，苔腻微黄，脉沉缓。治用三加减正气散化裁，处方：

藿香、厚朴、陈皮、杏仁、佛手、竹茹各10g，茯苓、郁
金、滑石各12g，以芳香开泄，宣利气机，使水道通调，湿
热下达。共进药6剂而病愈。摘自：赵龙.五个加减正气散证治浅析
与验案举隅［J］.中医药导报，2005，11（02）：44-45.

2.赵宇昊医案：刘某，男，30岁，初诊日期2002年9
月27日。患者脘腹疼痛胀满1年，曾于市某医院就诊，胃
镜提示：慢性浅表性胃炎（糜烂型）。给予口服阿莫仙胶
囊、吗叮啉、香砂养胃丸、三九胃泰，症状时轻时重。1周
前因饮白酒后出现脘腹胀满加重，纳呆不饥，呃逆，口苦
口黏，口干不欲饮水，大便不爽，小便色黄，舌红苔白、
根部黄，脉滑。诊断：胃脘痛。辨证：湿热中阻，胃失和
降。治法：祛湿除热，调畅气机。方药：三加减正气散加
味。藿香9g，杏仁6g，茯苓皮9g，陈皮5g，焦神曲10g，炒
麦芽10g，茵陈12g，生薏米15g，姜半夏10g，白术10g，滑
石15g。5剂，水煎服，每日1剂。药后患者脘腹胀满减轻，
食欲好转，时有呃逆、恶心。上方加竹茹10g，继续服7剂
后症状全无，大便恢复正常。又嘱患者每周服药3剂以巩固
疗效。3个月后患者告之胃镜复查结果：胃窦部糜烂已消
失，黏膜基本正常。摘自：赵宇昊，马林.三加减正气散治疗慢性浅表
性胃炎20例［J］.北京中医药，2004，23（02）：110-111.

23.四加减正气散

【原文】秽湿着里，邪阻气分，舌白滑，脉右缓，四
加减正气散主之。四加减正气散方（苦辛温法）：藿香梗
三钱，厚朴二钱，茯苓三钱，广皮一钱五分，草果一钱，

楂肉（炒）五钱，神曲二钱。水五杯，煮二杯，渣再煮一杯，三次服。（中焦篇61）

【释义】秽湿之邪留于体内，阻滞中焦气分，出现舌苔白滑，脉右手较缓等症状，可用四加减正气散治疗。本病证因有右手脉缓等症状，故可判断其病机为湿邪阻于气分，所以在方中加入草果、楂肉、神曲祛除中焦湿邪，运化脾胃气机。这样，足太阴脾的湿邪就不致于向上影响手太阴肺的功能，这就是足太阴之地气不上蒸手太阴之天气的意思。

【临床应用】四加减正气散具有化湿和胃、理气消食的功效，主治秽湿着里，邪阻气分，证见脘腹胀闷，纳呆，大便不爽或溏泄，或身重浊，舌白滑，脉缓者。本证因中气素虚，湿从寒化，寒湿阻滞所致，故用藿香芳香化湿、醒脾和胃，草果燥湿温中，楂肉、神曲消食，佐以陈皮、厚朴理气燥湿，茯苓健脾利湿。

【案例】

1.赵龙医案：周某，女，42岁，1999年6月就诊。诉腹泻3天，伴头身困重，脘腹胀闷。患者于3天前因过食生冷而致腹泻，日数10次，大便水样，经当地医院输液、止泻及服香砂养胃丸等，腹泻次数虽减，但仍大便溏泄，脘腹胀闷，头身重浊。苔白滑，脉濡缓。治宜芳化秽浊，理气渗湿。方用四加减正气散，处方：藿香15g，厚朴10g，茯苓12g，陈皮10g，神曲10g，山楂12g，草果10g。仅服2剂而病愈。摘自：赵龙.五个加减正气散证治浅析与验案举隅［J］.中医药导报，2005，11（02）：44-45.

2.李世增医案：朱某某，女，53岁，1993年10月初诊。主诉慢性腹泻已半年有余，每情绪不佳或饮食不慎则发病，日1～2次或3～4次，曾服消炎药和中药，症虽有减，但反复不愈。来诊时苔白滑稍腻，脉濡缓。辨证：湿阻、肝郁、脾虚。治法：扶土抑木、芳化。方药：四加减正气散加减：藿香10g，陈皮10g，茯苓15g，厚朴10g，半夏10g，苍白术各10g，大腹皮10g，草寇3g，白芍12g，党参12g，谷麦芽各15g，炙甘草3g。服上药加减15剂病愈。摘自：李世增.五加减正气散方解及临床应用［J］.北京中医药，1995（03）：39–40.

24.五加减正气散

【原文】秽湿着里，脘闷便泄，五加减正气散主之。五加减正气散（苦辛温法）：藿香梗二钱，广皮一钱五分，茯苓块三钱，厚朴二钱，大腹皮一钱五分，谷芽一钱，苍术二钱。水五杯，煮二杯，日再服。（中焦篇62）

【释义】秽湿之邪留于体内，出现脘部发闷，大便泄泻等症状，可用五加减正气散治疗。从大便泄泻可知脾胃受损，所以用大腹皮健运脾气，谷芽升发胃气。上述二条病证均属寒湿性质，应列入寒湿类中，但因同为正气散的加减运用，所以并列于此，使读者对于古代方剂灵活加减的妙处易于理解。

【临床应用】五加减正气散具有化湿理气和胃的功效，主治湿郁中焦，寒湿伤脾的脘闷、便泄。本证因湿邪中阻，脾胃不运，故用藿香化湿和胃，苍术燥湿健脾，陈皮、厚朴、大腹皮燥湿除满，茯苓利湿健脾，谷芽健脾开胃。

【案例】

1.赵龙医案：李某，男，29岁，2004年5月17日诊治。诉胃脘隐痛，胀闷不适，胸腹痞满。腹中有振水声，食欲不振已周余，伴头晕身困，大便稀溏，舌苔白腻。经B超检查："有胃液潴留"。证属寒湿阻滞，湿浊伤脾，治当健脾化湿。拟投五加减正气散，处方：藿香12g，厚朴10g，陈皮10g，茯苓15g，苍术12g，法夏10g，谷芽12g，大腹皮12g。水煎服，4剂而愈。摘自：赵龙.五个加减正气散证治浅析与验案举隅［J］.中医药导报，2005，11（02）：44-45.

2.李世增医案：乔某，女，37岁，1992年10月初诊。主诉月经不调，每潮错后约周余。素白带多，头晕胸闷，食纳无味，大便不爽，已半年之久。以上诸症尤以月经前加重，苔白滑，脉缓，曾服养血调经药，症仍不减。辨证：脾虚湿阻，经血不调。治法：健脾化湿，疏气调经。方药：五加减正气散加减：藿香10g，陈皮10g，茯苓10g，厚朴10g，半夏10g，苍白术各10g，枳壳10g，香附10g，丹参15g，炙甘草3g。上方加减服药15剂，诸症除，月经已调。摘自：李世增.五加减正气散方解及临床应用［J］.北京中医药，1995（03）：39-40.

25.黄芩滑石汤

【原文】脉缓身痛，舌淡黄而滑，渴不多饮，或竟不渴，汗出热解，继而复热。内不能运水谷之湿，外复感时令之湿，发表攻里，两不可施，误认伤寒，必转坏证。徒清热则湿不退，徒祛湿则热愈炽，黄芩滑石汤主之。黄芩滑石汤方（苦辛寒法）：黄芩三钱，滑石三钱，茯苓皮三钱，大腹皮二钱，白蔻仁一钱，通草一钱，猪苓三钱。水六杯，煮取二杯，渣再煮一杯，分温三服。（中焦篇63）

【释义】湿温病过程中，出现脉缓，身体疼痛，舌苔淡黄而滑，口渴而饮水不多，或竟然不觉口渴，发热，出汗后热势下降，但不久又再度发热。这是由于脾胃不能运化水谷而内生湿邪，同时又外感了时令的湿邪，内外湿邪相合致病。对于这种病证的治疗，既不能用解表法又不能用攻下法，如果误认伤寒而用解表攻里法治疗，必然转成难以治疗的坏证。若单纯用清热法治疗，则湿邪不能祛除，如果只用祛湿法治疗，则热势必然更加炽烈，宜用黄芩滑石汤治疗。

湿温病初期，出现脉缓、身体疼痛等症状，与伤寒证有相似之处，但是其脉不浮，舌苔滑腻，不多饮水，可知其非中风证。如果是中风证，在汗出之后邪随汗解，则身痛消除，发热减退而不会再起。现在所见的病证在汗出后热势虽减，但不久又作，这是由于此为湿热相争而致的出汗，湿为阴邪，性质黏腻，留连难去，不能通过出汗而完全解除，因而热退不久又复发热。本病证的本质是在内机体不能正常地运化水谷之湿，脾胃被湿邪困阻；在外又感受了时令之湿邪，困阻经络。此时如果以伤寒解表攻下等法治疗，必然转成难治的坏证；如果用解表法治疗，就会攻伐无邪的肌表，损伤阳气，甚至导致发痉；如果用通里攻下的方法治疗，则会更加损伤脾胃的阳气，形成虚寒内盛泄泻不止的病证。由于本病证既有湿邪又有热邪，所以不能只治湿或只治热，必须湿热同治，本方以黄芩、滑石、茯苓皮清湿中之热，以蔻仁、猪苓宣化渗利湿邪，再加上大腹皮、通草，使全方具有宣气化湿、通利小便的作用。通过宣展气机则湿邪得化，又通过利小便而清泄小肠火腑之热，这样湿热之邪自然得以清化。

【临床应用】黄芩滑石汤具有清热利湿的功效，主治湿温发热，热重于湿，证见舌红苔黄而滑，渴不多饮，脘痞，便溏，小便不利。本证因湿热胶结所致，故用黄芩、滑石清湿热，白蔻仁芳香化中上焦之湿，大腹皮畅中焦气机以行水湿，茯苓、通草、猪苓淡渗利下焦之湿。加减：治疗泄泻、腹痛加木香、白芍；腹胀加炒枳实、厚朴等；治疗慢性肾炎等肾脏疾病，血尿，加白茅根、炒小蓟、炒蒲黄、石韦等；治疗湿温发热，可加黄连、青蒿，湿重者加苍术；尿短赤者加黄柏、知母；咽喉肿痛者加薄荷、牛子；血尿明显者加仙鹤草、白茅根；血压高者加菊花、珍珠母；伴呕吐加藿香、竹茹。

【案例】

1.徐永德医案：患者，黄某，女，22岁。汉族，未婚，农民，住平坝县十家乡青山村民组。患者因发热1周，伴咳嗽，痰多3天，大便稀溏2天，于1989年元月18日下午3时入院。入院时T 39.8℃，P 108次/分，R 24次/分，BP 110/69mmHg，咽充血，右扁桃体肿大，顶部可见脓点，悬雍垂红肿，直抵舌根，双肺呼吸音粗糙。入院诊断：上呼吸道感染，支气管炎，伤寒？元月19日肥达试验确诊为伤寒。入院后予青霉素、氨苄青霉素、氯霉素、氢化可的松等静脉滴注，肌内注射氨基比林，服中药柴葛解肌汤合银翘散、达原饮等治疗5天，除上呼吸道感染症状减轻外，余症未见缓解。元月23日诊见：药后汗出热退，旋即高热，体温达41.5℃，恶寒身痛、头痛、全身困重，表情淡漠，口渴而不多饮，便溏，舌红舌苔黄厚腻，辨病为湿温，湿热并重，停用抗生素、激素及氨基比林，拟中药黄芩滑石汤加味：基本方（黄芩15g，滑石30g，茯苓皮12g，通草6g，大腹皮6g，白蔻仁6g）加生石膏60g，知母20g，山药15g。1日1剂，水煎服。药进1剂，体温逐渐下降，热型由持续高热转为寒热往来，最高时体温39.6℃，舌转淡嫩，苔黄，脉由弦数转为弦缓，再于上方加柴胡24g，法半夏10g，再进2剂，体温恢复正常，诸症消失，继进2剂，症无反复，拟竹叶石膏汤3剂，嘱出院调理。摘自：徐永德. 黄芩滑石汤治疗肠伤寒60例［J］. 实用中医杂志，1998，14（2）：171.

2.赖香和医案：钟某，男，25岁。1980年7月因发热7日，曾在某医院急诊室留诊观察，经用青霉素、链霉素、红霉素、激素、输液等治疗而热不退，体温持续在39℃～40℃之间，自动出院，转求先生治疗。患者在发病前有饮冷贪凉史，现发热上午轻，下午重，黄昏后热度更高。神志清，头晕身痛，四肢无力，上身有汗，下身无汗，汗出热解，继而复热，口渴但不多饮，脘闷不饥，腹胀微痛，大便3日未解，小便不畅，灼热感，舌苔白腻，脉沉滑而缓。此因外受风寒，内蕴暑湿，湿遏热伏，湿热阻气，郁而化热。处方：黄芩12g，滑石15g，藿香10g，白蔻仁3g，通草6g，茯苓皮10g，生薏苡仁15g，连翘10g，青蒿10g，制大黄9g，竹叶9g。水煎服，每日1剂，服上方2剂后，遍身微微汗出，大便通，体温降至37℃，身酸体困，脘闷腹胀轻；3剂后发热全退，唯感头晕神倦，肢体疼痛，口干欲饮，舌质红，苔白润，脉弱缓。再予清热化湿，以蠲余邪，拟方：黄芩10g，滑石15g，竹叶9g，藿香10g，佩兰10g，茯苓12g，厚朴10g，扁豆10g，神曲10g，鲜荷叶一角（后下）。连服3剂，诸症告愈。摘自：廖佐芹. 赖香和老中医治疗暑病经验［J］. 四川中医，2006，24（3）：4-5.

26.薏苡竹叶散

【原文】湿郁经脉，身热身痛，汗多自利，胸腹白疹，内外合邪，纯辛走表，纯苦清热，皆在所忌，辛凉淡法，薏苡竹叶散主之。薏苡竹叶散方（辛凉淡法，亦轻以去实法）：薏苡五钱，竹叶三钱，飞滑石五钱，白蔻仁一钱五分，连翘三钱，茯苓块五钱，白通草一钱五分，共为细末，每服五钱，日三服。（中焦篇66）

【释义】湿邪阻滞经脉，出现发热，身体疼痛，出汗多，大便泄泻，胸腹部有白㾦等症状，此为体内的湿邪与外感的湿邪相互结合致病。治疗时单纯辛散发表或单纯苦寒清泻里热，都是要禁忌的。当用辛凉淡渗的方法，以薏苡竹叶散治疗。

本条的病证湿热之邪不仅阻于经脉，而且蕴滞脏腑，所以治疗必须另外立法。汗出较多说明体表阳气疏通，身体疼痛为邪郁肌表的表现，体表阳气疏通而表邪不能得解，这肯定是风湿为患。寒邪得汗可以外解，而风属阳邪，尚且不能随汗而解，何况湿邪为性质重浊的阴邪，更难通过出汗而解，所以虽然出汗较多但病邪不解。学习医学的人对于有汗而病不解的病证，应当知道其性质不是属风就是属湿，或者是风湿相合致病。大便泄泻，水湿从肠道下泄，小便必然会短少。胸腹部出现白痦，是风湿之邪郁阻于体表的孙络、毛窍所致。总之，本证是湿邪内停，热邪郁遏的证候，所以治疗以辛凉透解肌表邪热，辛淡渗利在里湿邪为主，使在表的湿邪从小便而去，这是一种表里双解的巧妙治法，如与下条的病证相互参照，则更加明确。

【临床应用】薏苡竹叶散具有辛凉解表、淡渗利湿的功效，主治湿热之邪留恋气分不解，郁蒸肌表，证见发热，身体疼痛，出汗多，大便泄泻，胸腹部有白痦。本证因湿热郁于皮肤经络所致，故用竹叶、连翘辛凉透表，白蔻、薏苡仁、茯苓、滑石、通草化湿利湿。加减：恶寒发热，头重身痛，表证明显，加藿香、佩兰、香薷。

【案例】

1.贾志新医案：刘某，男，21岁，于2012年7月17日就诊。主诉双下肢皮疹数日，症见双下肢散在红色丘疹，患者自我感觉有明显的瘙痒感，且每于夏季发作，曾用葡萄糖酸钙有效。纳可，夜寐流涎，大便每日1~2次，疲倦，舌淡苔白，脉弦，诊断为湿疹（湿热蕴表、血虚夹风），治宜清热利湿、养血祛风止痒。方药：生薏苡仁30g，竹叶12g，苦参15g，白鲜皮12g，白芷15g，追地风15g，浮萍30g，牛蒡子15g，当归15g，独活15g。7剂，每日1剂，水煎服400ml，分2次早晚空腹服。7月23日复诊湿疹已退，有少许色素沉着。原方加连翘15g，7剂，前法继服，巩固疗效，随访未再复发。摘自：贾志新，冯五金.薏苡竹叶散加减治疗湿疹验案一则［J］.中国中医基础医学杂志，2014（06）：844+846.

2.张士卿医案：患者某，男，6岁，2010年12月31日初诊。家长诉前晚为患儿脱衣时发现其背部、颈部及前胸部出现红色丘疹，后发展为圆形水疱，有痒感，遂来就诊。刻诊：颈部、前胸、前臂及双手可见圆形水泡，分布稀疏，部分可见抓破水疱及结痂，伴有发热、咳嗽、流涕，纳差，舌红苔薄，脉浮数。西医诊断为水痘，中医诊断为水痘。脉证合参，证属外感时邪，邪伤肺脾。治以清热解毒利湿，疏风宣肺透邪之法。方选银翘散合薏苡竹叶散化裁，方药组成：金银花10g，连翘10g，牛蒡子10g，桔梗6g，荆芥6g，竹叶10g，薄荷（后下）6g，生薏米15g，滑石（包）10g，蝉衣6g，板蓝根15g，赤芍10g，牡丹皮10g，大青叶15g，神曲10g，甘草3g。4剂，每日1剂，水煎服。二诊：服药后，水痘新者未出，旧者仅剩几个未彻底干痂，精神饮食皆正常，基本痊愈，未再用药，嘱患者饮食宜清淡、易消化，多饮温开水；禁食辛辣、油炸、膨化食品及海鲜等。摘自：张学强，张士卿.张士卿教授辨治小儿温病经验探析［J］.中华中医药杂志，2012（02）：402-404.

27.杏仁薏苡汤

【原文】风暑寒湿，杂感混淆，气不主宣，咳嗽头胀，不饥舌白，肢体若废，杏仁薏苡汤主之。杏仁薏苡汤（苦辛温法）：杏仁三钱，薏苡三钱，桂枝五分，生姜七分，厚朴一钱，半夏一钱五分，防己一钱五分，白蒺藜二钱。水五杯，煮三杯，渣再煮一杯，分温三服。（中焦篇67）

【释义】风暑寒湿四种病邪混杂侵犯人体，肺气不能宣化，出现咳嗽，头胀，不知饥饿，舌苔白，肢体活动不利等症状，可用杏仁薏苡汤治疗。多种病邪混杂致病，病情必然复杂。然而以肺气不宣为病机关键，因而治疗用宣化气机的药物为主药。由于本病证中兼夹有雨湿寒邪，所以治疗当把辛凉改为辛温之法。

【临床应用】杏仁薏苡汤具有辛温解表、宣气化湿的功效，主治风暑寒湿杂感所致之头胀胸脘闷、不欲食、肢体若废之证。本证因感受风暑寒湿所致，故用桂枝、生姜、白蒺藜祛除风寒，杏仁、薏苡仁、防己清利湿热，厚朴行气调中，半夏燥湿和中。加减：若下肢困重无力，可加木瓜；若头胀困重，可加藿香、佩兰芳香化湿；若小便不利，可加竹叶、芦根；若腹胀、泻泄，可加白扁豆、藿香、佩兰、云茯苓；咳嗽加前胡、白前、紫菀、款冬花；恶寒发热身痛加香薷、苏叶、葛根；呕吐腹泻加白扁豆、香薷、茯苓。

【案例】

1.严石林医案：刘某，女，27岁，2006年7月27日就诊。自诉恶风发热3天，打喷嚏，鼻流清涕，身痛，出汗，头重痛，口干口苦，喜冷饮，小便黄，大便不易解，舌红，苔淡黄厚腻，脉细。严师分析恶风发热，打嚏嚏，清涕，身痛，汗出为风寒袭表，肺卫失宣。且患病正值酷暑之时，暑湿上袭，头目失清，引起头重痛；暑热内浸，伤津耗液，致患者口干苦，喜冷饮；小便黄，大便不易解也为一派暑热之象；暑湿内裹，苔见淡黄厚腻，脉见细脉。辨证为风寒暑湿杂感证。处方以杏仁薏苡汤：桂枝15g，白芍10g，杏仁10g，苡仁30g，白蒺藜15g，法夏15g，防己15g，羌活10g，独活15g，滑石18g，黄芩15g，通草10g。患者服3剂后，诸症皆除。摘自：许嗣立，严石林，黄禹峰，等.从温病两方探讨感冒复杂证型的辨证论治［J］.四川中医，2010（09）：28-29.

2.梁惠光医案：周某，男，54岁，1987年10月15日诊。病者于13天前，劳累后过量饮酒，一日晨起叩足不能任地，乡医以"安乃进"等药片服之，病情加重。在县医院住院治疗7天，诊断为"神经根炎"，以强的松、能量合剂、辅酶A等治疗，效果不大，自动出院。诊查：双侧上下肢不能活动，肌力全无，无疼痛，知觉无障碍，语言正常，神志清楚，头痛咳嗽，饮食减少，溺少而黄，舌白脉濡。辨证为寒湿热邪、杂气感伤、经络痹阻、气机不宣。治以宣畅气机、温经通络。杏仁、半夏、生姜各10g，桑寄生、薏苡仁各30g，桂枝、厚朴各5g，防己15g，仙灵脾、白蒺藜各20g。煎服3剂后，咳嗽头痛均无，上肢已能活动，穿衣持筷，下肢亦能站立，肌力已恢复到二度，唯步履欠稳。仍宗前方再进5剂，四肢活动如常而愈。摘自：梁惠光.杏仁薏苡汤证治举隅［J］.四川中医，1991（06）：32-33.

3.梁惠光医案：张某，女，47岁，1988年1月12日诊。病者右肩和肩脚疼痛连及肘尖，上举更甚，历时半载有余，经中西药物、针灸、按摩等法施治罔效。现手不能持物，夜间痛甚。诊查：肩关节按无痛点，活动受限，举抬痛甚，饥不欲食，口和不渴，大小便正常，舌质较红，苔白厚腻，脉濡而数。辨证为杂气感伤，关节不利。治法：宣气通痹，活络止痛。处方：薏苡仁、鲜桑枝各30g，桂枝5g，厚朴、海桐皮、川芎、羌活、杏仁、姜黄、半夏各

10g，白蒺藜20g，木防己15g。煎服3剂后，手肘疼痛消失，手可举至肩平。仍以原方加减，服药方15剂后，抬举过头亦无痛感。半年后携媳前来治病，问其原病，从未再犯。

按：本例患者由杂气感伤，导致关节不利，方用杏仁薏苡汤加减宣气通痹，活络止痛，效果颇佳。摘自：梁惠光.杏仁薏苡汤证治举隅［J］.四川中医药，1991（06）：32-33.

28.加减木防己汤

【原文】暑湿痹者，加减木防己汤主之。加减木防己汤（辛温辛凉复法）：防己六钱，桂枝三钱，石膏六钱，杏仁四钱，滑石四钱，白通草二钱，薏仁三钱。水八杯，煮取三杯，分温三服。见小效不即退者，加重服，日三夜一。（中焦篇68）

【释义】由于感受暑湿之邪形成的痹证，可用加减木防己汤治疗。

这是治疗痹证的基础方。风气较甚可致四肢拘挛，即所谓"风胜则引"（引是指肢体吊痛、掣痛等，或在上部或在下部，四肢游走作痛，即《内经》所说的行痹），可加重桂枝的用量，并加入桑叶。湿气较甚可致病处肿胀，即"湿胜则肿"（湿邪属土，湿胜称为敦阜），可加重滑石用量，并加入萆薢、苍术。寒气较甚可致疼痛，即所谓"寒胜则痛"，应加重防己、桂枝的用量，并加入姜黄、海桐皮。面红、流涎说明胃热较甚（《灵枢》中说：胃有热则廉泉开而涎出），可重用石膏，并加入羌活、苍术。汗出较多可加入黄芪、炙甘草。兼有痰饮可加入半夏、厚朴、广皮。因为不能把治疗痹证的全部内容记载于此，所以用其基本方进行加减以反映治疗痹症的基本大法。

【临床应用】加减木防己汤具有清暑化湿通络的功效，主治暑湿痹证，证见关节红肿热痛，或有发热，口渴，舌红苔黄腻，脉滑数等。本证因湿热痹阻经络，故用木防己、薏苡仁、通草、滑石清湿热、止痹痛，桂枝温通经脉，石膏清热泻火，杏仁降气除湿。加减：风气盛，四肢掣痛，游走无定者，重用桂枝，再加桑叶；湿气盛，局部浮肿，重用滑石，加萆薢、苍术；寒气胜，疼痛较剧，重用防己、桂枝，加姜黄、海桐皮；胃热壅，面赤口涎自出，重用石膏，加知母；无汗者，加羌活、苍术；汗多者，加黄芪、炙甘草；兼痰饮者，加半夏、厚朴、陈皮。

【案例】

1.柴瑞霭医案：马某，女，62岁，退休，2003年11月29日初诊。平素身体多病，经常外感，十有九次为少阳失和兼气血两虚，常请柴瑞霭老师诊治，服用中药调理即愈。近又因晨起颜面浮肿，双足十趾热痛来诊。刻诊时：晨起颜面浮肿，面色无华，口干微渴，右半身酸困沉重，时有腰痛，双足十趾热痛，以大拇指和中指为甚，小便黄少。舌质红，苔白黏滑，脉弦细滑。中医诊断：痹证，水肿。辨证属：水液疏泄失司，湿热痹阻关节。治法：疏泄肝胆，清热利水，宣痹止痛。方药：自拟新定五皮饮加减。处方：桑皮12g，茯苓皮30g，陈皮10g，冬瓜皮30g，带皮丝瓜络15g，炒杏仁12g（捣），木防己12g，柴胡12g，清半夏8g，黄芩8g，车前子12g（包），鸡内金8g（捣）。5剂，水煎服，日1剂。12月4日二诊，药后晨起颜面浮肿消失，小便畅利，口干渴减，舌苔黏滑转白滑，脉象如故，仅双足十趾热痛变化不大，继拟上法减清热利水之药，加宣痹止痛之品。方药：木防己汤合四逆散加减。处方：木防己15g，桑枝12g，生石膏30g（捣，先煎），炒杏仁12g（捣），柴胡10g，生枳壳10g，赤芍10g，甘草10g，茯苓皮30g，丝瓜络15g，车前子10g（包）。5剂，水煎服，日1剂。12月9日患者来告：浮肿巩固，脚趾热痛尽除，苔转薄白，病愈。摘自：柴瑞霭.全国名老中医柴瑞霭临床经验集萃［M］.北京：科学出版社，2011：266.

2.李现林医案：张某，女，26岁，1999年5月7日初诊。患者5个月前无明显诱因出现双腕关节肿胀疼痛，服用消炎痛、瑞培林及祛风散寒类中药效果欠佳，病情进行性加重，连及双膝、踝、肘及手足小关节，晨起僵硬。检查见：四肢多关节肿胀压痛，肿痛处皮温较高，双膝浮髌征（+），关节活动受限。舌质红，苔黄腻，脉滑数。化验：ESR 62mm/h，RF（+）。X线片示：双手及腕关节周围软组织肿胀，骨质疏松。诊断为类风湿性滑膜炎。服用加减木防己汤20剂，关节肿痛明显减轻，活动好转。继续巩固治疗1个月，肿痛及僵硬感消失，关节活动恢复正常而痊愈。随访2年，未见复发。摘自：李现林.加减木防己汤治疗类风湿性滑膜炎［J］.四川中医，2004，22（05）：57.

3.高培阳医案：李某某，男性，51岁，1997年10月12日入院。主诉：双侧膝以下关节红肿疼痛半月。患者于半月前突然感觉双侧膝以下关节红肿疼痛，曾在某医疗门诊部用活血化瘀中药外敷及口服"消炎痛"治疗，症状无改善，且逐渐加剧，而来我院求治。查体：肥胖体型，心肺腹部未见异常，双侧膝以下关节红肿，灼热，活动受限，口渴欲饮，舌质淡红，苔黄厚腻，脉滑。实验室检查：WBC 12.3×10^9/L，N 0.81，L 0.19；尿黄、清、酸、蛋白（－），RBC 3~5个/HP。双侧膝关节及踝关节X片示：未见骨质破坏。血尿酸：676.02μmol/L。诊断：急性痛风性关节炎。中医诊断：痹证。辨证：湿热痹阻经络。治法：清热利湿，通络止痛。方药：木防己汤加减。药用：防己、滑石、石膏各30g，桂枝、杏仁各10g，通草6g，苡仁20g，姜黄15g。水煎分服，每日3次，每日1剂。第二天胫前红肿和关节疼痛均有减轻，第三天关节疼痛缓解，1周后红肿消退；血常规检查各项指标均恢复正常；血尿酸：507.6μmol/L。继服上方1周后，血尿酸降至313.3μmol/L。至此病情完全得以控制，嘱其禁酒，减轻体重，限制高嘌呤饮食，出院。摘自：高培阳.加减木防己汤治疗急性痛风性关节炎1例〔J〕.成都中医药大学学报，1998（02）：35.

29.二金汤

【原文】夏秋疸病，湿热气蒸，外干时令，内蕴水谷，必以宣通气分为要，失治则为肿胀。由黄疸而肿胀者，苦辛淡法，二金汤主之。二金汤方（苦辛淡法）：鸡内金五钱，海金沙五钱，厚朴三钱，大腹皮三钱，猪苓三钱，白通草二钱。水八杯，煮取三杯，分三次温服。（中焦篇70）

【释义】夏秋季节发生的黄疸病，多为湿热之邪蕴蒸所引起的，一方面是感受了时令的湿热，另一方面是体内的水谷不能运化而酿生湿热。故治疗必须以宣通气分为重点，若治疗不当就可能变成肿胀病证。如果是由黄疸而转变成的肿胀病证，应治以苦辛淡法，可用二金汤。

本条揭示了黄疸的病因，治疗大法，治疗不当的变证，并根据这种变化而制定治法处方。

【临床应用】二金汤具有清热利湿的功效，主治湿热黄疸，证见目黄、身黄、小便黄等。本证因湿热阻滞发黄，故用海金沙、猪苓、白通草利湿清热退黄，鸡内金消积，厚朴、大腹皮行气燥湿。加减：气滞腹胀甚者重用厚朴，加枳壳、木香、郁金、香附、槟榔等；虚寒甚者加干姜、附片、肉桂等；湿浊甚则加砂仁、白蔻、藿梗、佩兰、茯苓、苡仁、车前子等；黄疸明显者则加茵陈、金钱草、虎杖等。

【案例】

1.江长康医案：柴某，男，56岁，专科门诊1834号，1986年5月15日初诊。患迁延性肝炎7年余，曾反复2次，常腹胀，近半月来腹胀甚，在其他医院诊治未效而来诊。现症：腹胀甚，频矢气，目睛、皮肤发黄，小便黄，舌红苔黄腻，脉弦滑略数。予二金汤化裁：海金沙15g（冲服），鸡内金10g（轧细冲服），厚朴30g，大腹皮15g，通草10g，茯苓15g，茵陈30g，金钱草30g，郁金10g，藿梗15g，佩兰15g，丹参15g。服3剂，腹胀稍缓，腻苔略退，即以上方进退，共服27剂，腹胀除，黄疸退，改予柴芍六君子汤合二金汤化裁，以巩固疗效。摘自：江长康，江文瑜.经方大师传教录[M].北京：中国中医药出版社，2010.

2.江长康医案：李某，男，31岁，专科门诊078号，

1985年5月23日初诊。患者右上腹反复疼痛、黄疸10余年，经多家医院检查均诊断为"胆结石"，治疗时断时续。今年3月因形寒发烧，右上腹剧痛，当地医院以"原发性胆总管、左右肝管结石、胆汁性肝硬化"收治，并行胆总管切开取石术，取泥沙样结石甚多。术后黄疸至今不见消退。现症：右上腹及背部胀痛，术后放置引流管，每日须放胆汁4～5次，流出胆汁后，胀痛可暂缓，心烦气恼，口腻，面目深黄而晦暗，小便黄如菜油，舌边尖红，苔根腻。辨证为湿热瘀阻，肝胆失于疏泄。方用二金汤合四逆散加减：海金沙30g，鸡内金10g，厚朴15g，通草10g，大腹皮15g，柴胡12g，白芍12g，枳壳12g，金钱草30g，茵陈20g，郁金10g，丹参15g，紫草12g，青黛6g（包煎）。服药4剂，腹痛即减，每日只需排放胆汁1～2次，巩膜、皮肤黄染减退。续服至10剂，胀痛大减，引流管中已无胆汁流出，大便转黄色，一月内体重增加2.5千克，守方共服30余剂，诸症均除。于9月21日在当地医院作"T"管造影检查，结果为"考虑胆总管残留结石所致左右肝管轻度扩张，胆总管明显扩张且胆汁排流欠畅"。为继续排除残存结石，恢复脏腑功能，仍予上方加减治疗。摘自：江长康，江文瑜.经方大师传教录［M］.北京：中国中医药出版社，2010.

30.杏仁石膏汤

【原文】黄疸脉沉，中痞恶心，便结溺赤，病属三焦里证，杏仁石膏汤主之。杏仁石膏汤方（苦辛寒法）：杏仁五钱，石膏八钱，半夏五钱，山栀三钱，黄柏三钱，枳

实汁每次三茶匙（冲），姜汁每次三茶匙（冲）。水八杯，煮取三杯，分三次服。（中焦篇72）

【释义】黄疸病证出现脉象沉，脘腹痞满，恶心，大便秘结，小便黄赤等症状。这是湿热充斥三焦的里证，可用杏仁膏汤治疗。

这一条是三焦一起治疗。方中的杏仁、石膏可以宣散上焦的病邪，姜汁、半夏宣通中焦，枳实可把中焦的病邪驱向下焦，山栀通行三焦，黄柏清泻下焦。大凡宣通三焦的方剂，其治疗重点都在上焦，这是因为上焦为病邪开始侵犯之处，而且为气化的关键，所以本方虽然能宣通上中下三焦的病邪，但方名还是以杏仁石膏命名。

【临床应用】杏仁石膏汤具有清热利湿、宣通三焦的功效，主治湿热充斥三焦，湿郁日久成黄之证，证见一身面目悉黄，黄色鲜明如橘子色，身热心烦，脘痞泛恶，便结溺赤，舌红苔根黄腻，脉沉而数。本证因湿热内蕴发黄，故用生石膏清热泄火，杏仁降气化湿，黄柏、栀子清热利湿，枳实、半夏、姜汁降逆和胃消痞。本方以杏仁、石膏清宣上焦为主，故名杏仁石膏汤。加减：热盛可加知母，黄重加茵陈，尿赤短加赤小豆，大便燥结加酒军。若恶心重加竹茹，腹胀加大腹皮，口苦加郁金，中脘痞闷加白蔻仁。

【案例】

1.严冰医案：刘君之子，年12岁。缘于暑天浴水捕鱼，上蒸下褥，即感寒热，继而身黄、目黄、溲黄俱现，黄而鲜明，如橘子色，胸腹热满，按之灼手，神烦口渴，渴不欲饮，恶心脘痞，便秘，舌边尖红欠津，苔黄腻，脉沉弦而数。经查：黄疸指数52单位，转氨酶350单位，辨证为阳黄。因上蒸下褥，热结于里，病发于阳明胃肠，气分邪热，郁遏灼津，尚未郁结血分。立苦辛寒法以清利湿热，重在清热，仿《温病条辨》杏仁石膏汤加味：茵陈蒿30g，杏仁12g（后下），生石膏30g，炒栀子12g，黄柏10g，半夏5g，生姜汁10ml（另兑），连翘12g，赤小豆15g。药服10剂后，黄疸明显消退，寒热诸症均罢，后佐以和胃之品，共服30余剂，诸症悉愈，肝功亦恢复正常。摘自：严冰.吴鞠通研究集成［M］.北京：中医古籍出版社.2012.

31.草果知母汤证

【原文】背寒，胸中痞结，疟来日晏，邪渐入阴，草果知母汤主之。草果知母汤方（苦辛寒兼酸法）：草果一钱五分，知母二钱，半夏三钱，厚朴二钱，黄芩一钱五分，乌梅一钱五分，花粉一钱五分，姜汁五匙（冲）。水五杯，煮取二杯，分二次温服。（中焦篇76）

【释义】疟疾病人出现背部寒冷，胸中痞满胀闷，寒热发作逐渐推迟，这是疟邪逐步深入阴分所致，可用草果知母汤治疗。

长期劳累，未患疟疾前正气已虚，所以得病后病邪深伏而不易祛除。人体的阳气虚弱，邪热固结难解，故以草果温燥困阻于太阴脾的寒湿，知母清泻阳明亢盛的邪热，厚朴佐草果燥化中焦的寒湿，配合姜汁、半夏开通痞结，花粉佐知母生津养液以退热。脾胃同病时，最怕肝木来克伐，所以用乌梅和黄芩清热而和肝。寒热发作时间逐渐推迟，说明病邪将要进入阴分，要使病邪能够升提而出，全靠草果的作用（一般认为乌梅、五味子等是酸敛的药物，这是只知其一，不知其他。酸味秉受了厥阴之气，为五味之首，若能与辛味配合，最能开发阳气，看一下小青龙汤中五味子的作用就能明白）。

【临床应用】草果知母汤具有和胃化浊的功效，主治湿浊邪热郁结中焦之痞证，证见背寒、胸脘痞满。方中草果性温香燥，能温太阴之寒，燥湿醒脾以开邪出阳；佐厚朴以燥中焦之湿；知母苦甘寒能泄阳明之热，佐天花粉以生津退热；姜汁、半夏以开结除痞；乌梅、黄芩清热和肝，以防肝木乘土。诸药合用，共达清热化湿，祛邪外出之目的。加减：去半夏、天花粉、乌梅、姜汁，加槟榔、白芍、甘草则为达原饮，治疗温疫或疟疾，邪伏膜原证。症见憎寒壮热，或一日三次，或一日一次，发无定时，胸闷呕恶，头痛烦躁，脉弦数，舌边深红，舌苔垢腻，或苔白厚如积粉。

【案例】

1.张丽萍医案：患者，女，17岁，2008年5月8日初诊，因癫痫症状反复发作15年就诊。家长（母亲）代述，患者于2岁时，突然仆倒，不省人事，口吐涎沫，两目上视，四肢抽搐，10余分钟后苏醒。1年后，3岁时出现第2次大发作，以后发作频率逐年增快，每年2~3次，逐渐增加到每月2~3次，发作后伴头痛、呕吐、心慌等症状，几天后方才恢复正常。就诊时症状：精神可，智力正常，纳呆，咯痰，大便秘结，舌红苔黄腻，脉弦滑数。诊断：痫病，风痰闭阻证。治法：健脾化痰，息风开窍。方药：草果仁

12g，知母10g，黄芩12g，厚朴8g，清半夏8g，远志9g，地龙10g，炙甘草6g。每日1剂，水煎服。方解：草果温太阴独盛之寒，知母泻阳明独盛之热，二者共为君药；黄芩通泻上中下三焦之火，厚朴、半夏行胃气，远志化痰安神，佐草果仁泻中焦之湿蕴，同为臣药；地龙清热息风，为佐药；甘草健脾补中，调和诸药。全方从脾胃入手，以恢复脾胃气机转枢功能为要旨。连服20剂，开始服3剂时，出现小发作1次，从第四剂起直至服完20剂，同时配合西药丙戊酸钠，15～60mg/（kg·d），口服，患者未再出现癫痫发作。嘱患者继续服用此方半年，以巩固疗效。半年后随访，西药丙戊酸钠已全部停止服用，服用中药期间，未出现癫痫大发作。摘自：夏猛.张丽萍教授治痫经验举隅［J］.广西中医药，2011，34（03）：40-41。

32.麦冬麻仁汤证

【原文】疟伤胃阴，不饥不饱，不便，潮热，得食则烦热愈加，津液不复者，麦冬麻仁汤主之。麦冬麻仁汤方（酸甘化阴法）：麦冬（连心）五钱，火麻仁四钱，生白芍四钱，何首乌三钱，乌梅肉二钱，知母二钱。水八杯，煮取三杯，分三次温服。（中焦篇78）

【释义】疟邪损伤胃阴，出现不知饥饱，没有大便，潮热，进食则更加心烦发热等症状，这是津液未能恢复所致，可用麦冬麻仁汤治疗。

暑湿损伤胃气，疟邪损伤胃阴，故出现上述表现。潮热，进食则烦热加重辨为胃阴损伤。既然是阴伤，那么补胃阴的最好方法莫过于甘寒养阴，之所以加上酸味药，是因为酸味药配合甘味药更能加强养阴的作用，即所谓"酸甘化阴"的治法。

【临床应用】麦冬麻仁汤具有清热养阴的功效，主治胃阴不足导致的纳呆、便秘，辨证要点是得食则烦。本证因胃阴不足所致，故用麦冬、白芍、乌梅酸甘养阴生津，知母润燥清热，火麻仁、首乌润肠通便。加减：兼夹自汗、乏力、脉细弱等气虚之象者，多加黄芪以补气固表，敛汗以防津液之外散；兼夹畏冷肢寒等阳虚之象者，多加苁蓉、肉桂等以扶阳气；若津亏较甚者，多加玄参、生地以增水行舟；燥结甚者，加芒硝之咸味以润下；血虚甚者，加白芍、当归以补肝血，养肝体；肺中余热未清，肺气不开者，多加桑叶、芦根等味以清肺热，保肺阴。

【案例】

1.吴华堂医案：李某，男，89岁，2015年3月18日就诊。患者于1个多月前曾因肺部感染就诊于当地医院，接受抗感染、解痉、止咳化痰、补液、退热等对症支持治疗，后患者病情好转于3月3日出院。既往有大便干结难解的病史，平均每周2次，有时需使用"开塞露"等药物辅助排便，自上次出院后患者大便干结症状加重，最后一次排便至就诊时已逾7天。刻诊：大便干结难解，虽有便意但努挣难出，时感腹胀，口渴欲饮，饮水量适中，时有气促，无咳嗽咳痰，双目干涩，球结膜稍充血，手足心时有汗出，晨起时食欲不佳，每于食后感周身哄热，小便频数、黄赤涩痛，夜寐一般。查体：面色稍红，心肺（－），腹平坦，柔软，无腹肌紧张，全腹无压痛、反跳痛，可于左侧下腹部及剑突下扪及条索状物，听诊肠鸣音稍减低，舌红，苔少而糙，脉弦细。辅助检查，腹部立位片：结肠积气征象。切思此证乃年老体虚，阴液伤于先，而受热病之后阴液更虚，且肺与大肠相表里，邪热扰肺，肺失宣降，津液不能下达肠道以润之，当以复津液之麦冬麻仁汤加减。处方：麦冬15g，火麻仁15g，玄参15g，细生地15g，白芍9g，乌梅肉3g，芦根（先煎）30g，知母6g，决明子9g。5剂。煎法：先以水8杯，煮芦根减2杯，内诸药，煮取2杯，渣再煮1杯兑服。服法：中餐后候一刻，待口渴时，顿服1剂，不知则晚餐后如法再服，大便得通后则日服1剂，每午、晚餐后如法服一半。3月25日复诊。患者如法服药2剂后大便已通，后3剂已按日服完，现大便得通，每天1次，但仍稍干燥，难以挣出，稍有腹胀，尿色转清，无涩痛，双目干涩较前缓解，球结膜已无充血，已无口渴，饮水正常，手足心仍时有汗出，口淡，晨起时仍稍感食欲不佳，舌淡红，舌苔转润而较前为多，脉仍弦细。辅助检查：腹部立位片未见明显异常。现患者腑气得通，津液已复八九，然年事已高，真阴不足，胃阳亦虚，故以原方去芦根、知母、决明子，减火麻仁为9g，加女贞子9g、墨旱莲9g、枸杞子15g、炒麦芽15g。7剂，以水5杯，煮取2杯，渣再煮1杯兑服，每天1剂，早饭后于药中兑生姜汁1小杯，晚饭后则毋需兑，直接温服。4月1日三诊：患者现大便每天1次，质软成型，双目已不干涩，早餐时食欲渐增，手脚心已不甚出汗，舌淡红，苔薄白而稍润，脉弦。患者现津液已复，然年事甚高，真阴之亏损难复，不可强求；胃阳之虚弱渐痊，故嘱患者仍继前方加肉苁蓉9g，隔天1剂，煎服法同前，以保天年。摘自：李璇，吴华堂.吴华堂治疗肠燥津亏型老年功能性便秘经验［J］.湖南中医杂志，2016，32（06）：31-32.

2.叶天士医案：王，居湿伤气，疟久伤阴，食谷烦热愈加，邪未尽也。病已一月，不饥不饱，大便秘阻，仍有潮热，全是津液暗伤，胃口不得苏醒。甘寒清热，佐以酸味，胃气稍振，清补可投。麦冬、干首乌、乌梅肉、知母、火麻仁、生白芍。摘自：彭怀仁.叶天士运用甘酸代阴法的分析［J］.南京中医学院学报，1983（01）：1-4.

33.加减芩芍汤

【原文】滞下已成，腹胀痛，加减芩芍汤主之。加减芩芍汤方（苦辛寒法）：白芍三钱、黄芩二钱、黄连一钱五分、厚朴二钱、木香（煨）一钱、广皮二钱。水八杯，煮取三杯，分三次温服。忌油腻生冷。（中焦篇89）

【释义】痢疾已经形成，大便脓血，里急后重，腹部胀痛的，可用加减芩芍汤治疗。

本条所述的是痢疾初起的实证，治疗应当以疏利肠胃间的湿热为主。

【临床应用】加减芩芍汤具有宣化气机、疏利肠间湿热的作用，主治痢疾初起，证见腹胀闷痛，排便异常，大便黏滞，里急后重，小便偏黄，舌苔黄腻，脉弦滑，且病多缠绵，一派湿热之象。服药后症状可迅速缓解。但湿性黏滞，病情易反复，症状消失者应继续服药，消除余邪，以杜后患。肛门坠胀的，加槟榔6g。腹部疼痛厉害，想解大便，排便后腹痛减轻，但不久腹痛又作，又欲排便，大便以白色黏液为主的，可加附子4.5g，酒炒大黄9g；大便以红色黏液为主的，加肉桂4.5g，酒炒大黄9g，待大便通畅爽快后，不可再用攻下药。如果肠胃积滞未净，可减轻上述药物的用量，大便中有红色黏液的，加归尾4.5g，红花3g，桃仁6g。舌苔浊腻，脉象沉实有宿食积滞的加楂肉4.5g，神曲6g，枳壳4.5g。湿邪较重，眼白发黄，舌苔白，口不渴的，加茵陈9g，白通草3g，滑石3g。

【案例】

1.黄俊廉医案：翁和恩，男，27岁，南平水电局职工，门诊号16687，1963年7月8日来诊。患者腹痛，日夜下利七八次，里急后重，口苦，食欲减退，饥不欲食，溲赤，舌苔白而厚浊，脉来滑数。断为湿热挟暑邪为患。以加减芩芍汤加秦皮、白头翁各二钱，服一剂下利减，腹痛亦瘥，仍用前方加麦芽、查肉各三钱，再服一剂痊愈。摘自：黄俊廉.加减芩芍汤治疗痢疾［J］.福建中医药，1964（03）：42-43.

2.黄俊廉医案：陈某某，男，22岁，林学院职工，门诊号22865，1963年1月21日来诊。患者腹痛下利，日四五次，里急后重，食欲减退，口苦，溲赤，舌苔黄厚，脉象滑数。断为湿热蕴结，留连不去。用加减芍芩汤加秦皮、白头翁各二钱，川连一钱五分，黄柏二钱，速服四剂痊愈。摘自：黄俊廉.加减芩芍汤治疗痢疾［J］.福建中医药，1964（03）：42-43.

34.滑石藿香汤

【原文】滞下红白，舌色灰黄，渴不多饮，小溲不利，滑石藿香汤主之。滑石藿香汤方（辛淡合芳香法）：飞滑石三钱，白通草一钱，猪苓二钱，茯苓皮三钱，藿香梗二钱，厚朴二钱，白蔻仁一钱，广皮一钱。水五杯，煮取二杯，分二次服。（中焦篇91）

【释义】痢疾出现大便有红白黏液，舌苔灰黄，口渴而喝水不多，小便不利等症状，可用滑石藿香汤治疗。

本条病证是由于暑湿之邪内伏，三焦气机阻塞而形成的。对于本证的治疗不可因有胃肠积滞而只治积滞，必须用辛淡渗湿，宣通气机，芳香化湿，分利窍道的药物来治疗形成积滞的原因，这样才可使积滞不治而去，痢疾自然得以痊愈。

【临床应用】滑石藿香汤具有利湿清热、行气导滞的功效，主治湿热积滞之痢疾，证见大便有红白黏液，舌苔灰黄，口渴而喝水不多，小便不利。本证因湿热阻滞气机所致，故用藿香、厚朴、白蔻仁、广皮等辛香之品芳香化湿，滑石、通草、猪苓、茯苓等凉淡之剂渗湿清热。此吴鞠通所谓"辛淡渗湿宣气，芳香利窍"之法。

【案例】

1.周泽溥医案：某男，42岁。因患上呼吸道感染服常量复方新诺明，翌日出现口腔黏膜溃疡。4天后来诊，精神萎靡，口腔两颊、舌及口唇黏膜多处糜腐剧痛，不能进食，说话启口受限，胸脘痞闷，口不渴，大便数日未解，小便短赤。舌苔黄腻，舌质红，脉滑数。湿热蕴滞脾胃，治宜淡渗芳化，滑石藿香汤增味：滑石30g，藿香梗9g，猪苓9g，茯苓皮9g，厚朴5g，佛手6g，陈皮6g，白豆蔻3g（后下），白通草6g，车前子12g（包煎）。3剂而口腔及口唇黏膜溃疡基本愈合。摘自：周泽溥.滑石藿香汤一方多用［J］.上海中医药杂志，1992（05）：30.

2.周泽溥医案：某女，50岁。患习惯性便秘有年，不服通便剂则每解稀便。食欲不振，口内黏腻，胸脘不畅，口不渴，两下肢终年浮肿，夏季尤甚，小便色黄。脉细滑。舌苔黄腻，舌质红。湿热阻滞脾胃，气机不利，治宜淡渗芳化，以利气机，宗滑石藿香汤：藿香梗9g，猪苓9g，陈皮6g，白豆蔻3g（后下），厚朴6g，白通草6g，生苡仁12g，光杏仁6g，枳壳9g。服上方食欲得以改善，能正常解大便。摘自：周泽溥.滑石藿香汤一方多用［J］.上海中医药杂志，1992（05）：30.

3.周泽溥医案：某男，43岁。盛夏恣进熟食、啤酒，当天发热，呕吐1次，水泻数遍，挟黏液，伴腹痛。即在当地就医，服黄连素及中药葛根芩连汤之类。两天后复来本院就诊，低热自汗，身重乏力，脘痞腹胀，食欲锐减，口渴不欲饮，便溏溲黄。脉濡数，舌苔白腻，舌质淡。湿热阻遏脾胃，运化失常，治宜淡渗芳化，消导助运，滑石藿香汤损益：藿香梗9g，焦楂曲各9g，佛手6g，白蔻仁3g（后下），猪茯苓各9g，陈皮6g，厚朴5g，白通草6g，生苡仁12g，焦谷麦芽各12g，枳壳9g。3剂后诸恙悉平，饮食、两便复归正常。摘自：周泽溥.滑石藿香汤一方多用［J］.上海中医药杂志，1992（05）：30.

35.玉竹麦门冬汤

【原文】燥伤胃阴，五汁饮主之，玉竹麦门冬汤亦主

之。玉竹麦门冬汤（甘寒法）：玉竹三钱，麦冬三钱，沙参二钱，生甘草一钱。水五杯，煮取二杯，分二次服。（中焦篇100）

【释义】燥邪损伤胃阴，可用五汁饮治疗，也可用玉竹麦门冬汤治疗。

本条论述秋燥后期胃阴耗伤，邪气已解，见口渴欲饮时的证治。

【临床应用】玉竹麦门冬汤具有甘寒生津的作用，主治秋燥后期胃阴耗伤，津不上承于口，证见口渴欲饮等。加减：脾虚者，加生扁豆。气虚者，加人参。

【案例】

1.谷植林医案：黎某，女，36岁，1987年8月14日入院。患者1983年首次发病，曾住某医院，诊断精神分裂症。1987年4月10日第一次发病，主要表现兴奋话多，好管闲事，精力充沛。于1987年8月14日来我院留医，诊断躁郁症。住院初期给予碳酸锂0.2g，日服8次，精神症状逐渐好转。当碳酸锂增至日量1.2g时，患者出现口干、烦渴、喜饮，有时夜间需起床饮水1~2次。患者舌质红，舌苔黄，脉数，中医诊断为胃燥热，治宜养阴润燥，清热生津。给予玉竹麦门冬汤加减煎服，每日1剂，分2次服。用药3剂后口干明显减轻，饮水次数减少。用10剂后，口干、烦渴、喜饮等症状全部消失。当碳酸锂剂量继续增加到日量1.5g时，再未出现口干、烦渴、喜饮等症状。摘自：谷植林，黎若云.玉竹麦门冬汤加减治疗碳酸锂引起烦渴30例［J］.广西中医药，1988（04）：46.

下焦篇

1.加减复脉汤

【原文】风温、温热、温疫、温毒、冬温,邪在阳明久羁,或已下,或未下,身热面赤,口干舌燥,甚则齿黑唇裂,脉沉实者,仍可下之;脉虚大,手足心热甚于手足背者,加减复脉汤主之。加减复脉汤方:炙甘草六钱,干地黄六钱,生白芍六钱,麦冬五钱,阿胶三钱,麻仁三钱。水八杯,煮取八分三杯,分三次服。(下焦篇1)

【释义】风温、温热、温疫、温毒、冬温等温病,邪热在中焦阳明气分阶段久留不解,无论已经使用下法或尚未运用下法,表现为面部红赤,口中发干,舌体干燥少津,病情严重的还可见到牙齿焦黑,口唇干裂。若脉象沉实有力的,仍可运用下法治疗;若脉象虚大无力,手心和脚心部位的热度高于手背和脚背的,则应用加减复脉汤治疗。

温热之邪久留中焦,病位在阳明胃肠,阳明实热久留不解,最容易损伤少阴肾阴。其中有因已用攻下方药而损伤阴液的，也有未经攻下而肾阴已经耗竭的。这时的治疗，如果病人的实证表现仍然比较明显，正气还没有溃败的迹象，脉象沉实有力的，还可以采用攻下的方法去治疗，这就是《伤寒论》中关于急下存阴论述的具体运用。如果病人中焦并无燥屎内结，温热实邪的病变少，而以阴伤虚热的病变为主，这时病人的脉象必现虚弱，手、脚心热度也必然高于手、脚背，这是因为手、脚心热明显属阴虚内热，而手、脚背部热明显属病邪在表。对于这种证候，如果再用攻下法泻下实热，必然更进一步耗竭已经损伤的阴液从而加速病人的死亡。所以治疗当用复脉汤以滋养阴液，阴液恢复，阳气就可以有所依附，不至于导致阴阳离决而死亡。具体运用时，须去掉复脉汤中温补阳气的人参、桂枝、生姜、大枣，再加白芍以养血敛阴，所以定名为加减复脉汤。汉代张仲景当时用复脉汤治疗的是伤于寒邪，损伤阳气而致的脉象结代病证，所以方中必须用人参、桂枝、生姜、大枣等，以恢复血脉中的阳气。现在用该方治疗温病过程中阴液耗竭而阳气偏亢的证候，所以就不能再用人参、桂枝、生姜、大枣等药温补阳气了。

【临床应用】加减复脉汤具有滋阴养血、生津润燥的功效，主治温热病后期，邪热久羁，阴液亏虚证，证见身热面赤，口干舌燥，脉虚大，手足心热甚于手足背者。本证因温热深入少阴、厥阴，阴液不足所致，故用地黄、阿胶、白芍、麦冬滋养肝肾之阴，炙甘草甘温益气，麻仁润燥。加减：剧者加甘草至一两，地黄、白芍八钱，麦冬七钱，日三，夜一服；下后溏薄，脉数者，去麻仁，加牡蛎一两，名为一甲复脉汤；阴虚不能潜阳，肝风内动，将发痉厥者，加生牡蛎五钱，生鳖甲八钱，名为二甲复脉汤；心中大动，甚则痛者，二甲复脉汤内加生龟板一两，名三甲复脉汤。

【案例】

1.姜志学医案：罗某某，女，77岁，1984年3月25日初诊。患咳嗽病6年余，冬春季节则加重，治能缓解。近日来病情沉重，邀余往诊。症见患者面色苍白，神志不清，形瘦肢凉，脉搏微弱结代，体温37.8℃，血压90/58mmHg，呼吸微弱，两肺有干啰音，心跳不匀，心率90/分钟，舌光如镜。立即静注高渗葡萄糖，稍候苏醒，自述心里难受，头晕眼花，全身无力，咳逆不能平卧，痰黏不易咯出，唇舌干燥欲漱水。此为阴液大伤所形成的阴枯证。处以《温病条辨》加减复脉汤方。处方：生地30g，芍药24g，阿胶30g，麻仁25g，麦冬30g，龟板30g，甘草6g。连服5剂，诸症好转，唯食欲仍欠佳。虑其内有瘀滞，再加鸡内金15g，莪术12g，又进3剂，食量渐增，舌质转润。原方去鸡内金、莪术，续服至12剂，咳嗽大减，舌上津回有薄苔，连续服至（隔日1剂）25剂，脉复搏匀。再投3剂加以巩固，后以养阴益胃而康复。随访一年半，身体健康如常。摘自：姜志学.加减复脉汤治愈阴枯证［J］.四川中医，1986（5）：15.

2.陈锦芳医案：刘某，男，65岁，退休干部，2006年10月17日就诊。患者确诊为冠心病已有8年，近年来时常出现胸闷不适、时有心悸烦热、口干咽燥、大便秘结，西药无法改善其阴虚燥热症状，遂来就诊。查其舌质光绛无苔，边有瘀点，脉沉细缓。辨证为心肾阴虚，气滞血瘀。治宜养心肾阴液，理气通络。方用加减复脉汤加味。处方：炙甘草10g，干地黄24g，生白芍15g，麦冬15g，阿胶（烊化）10g，麻仁10g，丹参15g，全瓜蒌24g。5剂，常法煎服。药后口干燥症状明显好转，大便通畅，胸闷得以舒缓，原方再进5剂，患者感觉舒适，诸症缓解，嘱其注意饮食清淡，适当运动，不定期服用本方，1年多症状基本得以解除。摘自：

陈锦芳.加减复脉汤的临床应用［J］.江苏中医药，2008，40（3）：12-13.

2.一甲煎

【原文】下后大便溏甚，周十二时三四行，脉仍数者，未可与复脉汤，一甲煎主之；服一二日，大便不溏者，可与一甲复脉汤。一甲煎（咸寒兼涩法）：生牡蛎（碾细）二两。水八杯，煮取三杯，分温三服。（下焦篇9）

【释义】温病经过攻下治疗后，大便稀溏比较严重，一昼夜间三四次，脉象仍然呈现数脉的，不能用加减复脉汤，须用一甲煎治疗。服药一两天后，如大便已不再稀溏的，可改用一甲复脉汤治疗。

温病经过攻下治疗后，按照常理应该停数天不大便，现在反而大便稀溏，而且次数较多，显然这不是病人平素真阳虚弱，就是攻下方法使用不当所引起的，有导致阴液衰亡的可能。这时若用滋养阴液而质地滑润的加减复脉汤治疗，反会引起阴液更加耗伤，也就是说用滋阴药物，反而有耗阴的作用。所以治疗只用牡蛎一味，单独用则药专力宏，既能保存阴液，又能固涩大便，而且还可以清泻在里的余热。可见虽只用一味药，却可以发挥三方面的治疗作用。下焦温病，但大便溏者，即与一甲复脉汤。

【**临床应用**】一甲煎具有敛肝潜阳的功效，主治温病下后，大便溏甚，1日夜3～4次，脉仍数者。本证属于下后便泄伤阴，邪热未除，故用牡蛎敛阴、止泻、清余热。

【**案例**】

1.杨合卿医案：靖某某，男性，18岁，西刘村人。患者生病已16日，经服中西药无效，近两日来病情加剧，于1958年12月19日邀诊。患者脉虚大，体温39.5℃，头晕耳聋，口干舌燥，渴而不欲饮，手足心热，甚于手足背，大便稀黑，如柏油样。辨证为温病瘀血（肠伤寒出血），病势危笃，嘱其转院。但天色将晚，又兼风大，气候寒冷，转院必俟明日，而病势已不可耽……拟以本方治疗，并嘱一夜将药服完。翌晨趋视，诸症悉减，乃喜出望外，连服4剂，基本痊愈，继服一甲复脉汤数剂，巩固疗效。摘自：杨合卿.一甲煎临床运用经验［J］.中医杂志，1965（12）：19-20.

2.王庆云医案：王庆云，字瑞亭，清末民初名医，淄博（张店）南郊马庄人，于老张店街里十字街头大石牌坊下开设"保元堂"药铺，坐诊行医。先生精通医理，擅治温病。医德医风高尚，载誉四方，每日求诊的病人络绎不绝。那年重阳节后，章丘巨富旧军孟氏慕名延请。孟府老夫人患热病数月，缠绵不愈。复又经医生用药通下泄热，热不但未除，反而增添了泄泻不止，一日登厕数次，身体渐渐憔悴不支。孟府上下颇感焦虑，遂命驻京、津、鲁各大商号举荐名医，聘至旧军会诊，先生亦在其列。不日众名医云集旧军，环绕病榻。先生其貌不扬，不修边幅，为众医所不屑。众医依次诊毕，各自拟方以供孟府家医裁夺。诸医所开列的药方中，有谓元气大虚的不乏人参鹿茸丸，有谓中气不足的不乏补中益气汤，有谓脾肾虚寒的则用真人养脏汤，有谓湿热下迫的则用葛根芩连汤……众说纷纭，莫衷一是。唯独先生不慌不忙，从容自若，望闻问切，一丝不苟。诊罢捻须笑道："恐贵人福体不肯服用老朽所开的贱药吧！"于是铺纸蘸墨写出了"生牡蛎二两"这个只有一味药、价值一个铜板的奇特药方———一甲煎！然后又用小楷细书病案情由："……吴鞠通《温病条辨》云：'下后大便溏甚，周十二时三四行，脉仍数者，未可与复脉汤，一甲煎主之'"。孟府家医览罢，顿开茅塞，暗暗称是，不觉肃然起敬，回禀家主重新见礼，设筵款洽，众医作陪。席前家医将先生所书病案从头至尾高声诵读一遍，众医闻罢，皆赧颜叹服，俱悔愧不迭地说："我辈枉读医书，吴鞠通的'一甲煎'这个方子，咱怎么就忘到九霄云外了呢？"一甲煎熔清热、存阴、涩肠止泄于一炉，故而收到一石三鸟、药到病除的效果。先生从此医声鹊起，名闻遐迩。摘自：王庆云与"一甲煎"［J］.山东中医杂志，1998（01）：18.

3.一甲复脉汤

【原文】下焦温病，但大便溏者，即与一甲复脉汤。一甲复脉汤方：即于加减复脉汤内，去麻仁，加牡蛎一两。（下焦篇10）

【释义】下焦温病，只要出现大便稀溏的，就可用一甲复脉汤。

温病邪热深入下焦劫灼肾阴，治疗必须以救补阴液为当务之急。但是滋补阴液的药物大多质地滑润，所以下焦温病只要出现大便稀溏，不必等待病情发展到大便每日三四次的程度，就可使用一甲复脉汤治疗。因为本方在恢复阴液的同时，有预防阴液下泄的功效。

【临床应用】一甲复脉汤具有滋阴敛阴安神的功效，主治温病下后，脉仍数，大便稀溏。本证温热伤阴，兼大便溏，故于救阴之中加敛阴止泻，用加减复脉汤滋阴，牡蛎敛阴止泻，吴鞠通云："复阴之中，预防泄阴之弊。"

【案例】

1.谢天生医案：张某某，男，40岁，工人，1976年5月10日初诊。下利10天后，腹常隐隐作痛20天，经常解赤色黏液便，潮热、口干、盗汗、舌红无苔、舌中部裂纹、脉虚大无力。诊断：胃阴亏虚腹痛（慢性结肠炎、浅表性胃炎）。治则：滋养胃阴。方药：复脉汤加味，熟地30g，杭白芍30g，麦冬10g，阿胶15g，煅牡蛎30g，玉竹参15g，白头翁10g，甘草6g，水煎服。连服6剂痛减，共服20余剂，诸症消失。1年后随访未见复发。摘自：谢天生．加减复脉汤临床运用一得．云南中医学院学报，1984（1）：24-25.

2.余策群医案：卢某，女，70岁，农妇，1990年4月7日就诊。初患感冒高热，经治热退，但耳聋耳鸣半月余，耳内、脑内气塞感，伴头晕，口干，便秘，舌红少苔，脉细数无力。证属热烁阴液，肾水不能上承，治以甘寒养阴，加减复脉汤化裁：麦冬15g，生地15g，白芍15g，阿胶10g，火麻仁10g，甘草10g，山药15g，女贞子20g，牡蛎15g。2剂耳聋耳鸣症减，守方继服7剂诸症愈。摘自：余策群．加减复脉汤治疗热病后耳聋耳鸣17例. 黑龙江中医药，1991（1）：12.

4.黄连阿胶汤

【原文】少阴温病，真阴欲竭，壮火复炽，心中烦，不得卧者，黄连阿胶汤主之。黄连阿胶汤方（苦甘咸寒法）：黄连四钱，黄芩一钱，阿胶三钱，白芍一钱，鸡子黄二枚。水八杯，先煮三物，取三杯，去滓，纳胶烊尽，再纳鸡子黄搅令相得，日三服。（下焦篇11）

【释义】温病邪热传入上焦足少阴肾经，真阴耗损将要枯竭，而邪火仍然炽盛，症见心烦不宁，不能入睡的，用黄连阿胶汤治疗。

本条所讲的是阴液虽已亏虚，而温热实邪仍然炽盛的证候。本证出现的心烦不宁，是由于阳热实邪挟心火炽盛于上，使心脏的阴液没有存留之处，阴阳不能交通所致，故出现心中烦躁、难过不适的症状；不能入睡，是因为阳气亢盛而不能进入阴分，而阴液亏虚又不能接受阳气进入所致，因此即使想睡，怎么能够入睡呢？本证从病机角度而言，阴和阳都已产生病理变化，不能相互协调，保持动态平衡，因此病情严重，距死亡已经不远。所以治疗用黄芩与黄连配合，通过清泻在外的实火而坚敛在内的真阴；用白芍与阿胶相配合，通过保护内在真阴而平抑亢盛于外的阳气。方名之所以称黄连阿胶汤，是取黄连性味之刚强以抗御侵扰心经的邪热，阿胶性味之柔润以保护心脏的阴液的意思。本方交通心肾、调和阴阳作用的奥妙之处，全在于用了鸡子黄这味药。前人在讲鸡子黄时都说：鸡属于八卦中的"巽"卦，与风木相应。由于肝属木，心属火，而木能生火，所以属于风木的鸡，便自然获得了能生心火的母气。因为它色呈红赤，所以能够入心经。前人所说的这些内容，只不过是子虚补母的道理，虽然不错，但还没有说清楚其中的奥妙所在。鸡子黄有地球的形象，属于血肉有情一类的药物，具有生生不断的特性，是安定中焦的理想药物。它具有甘草的功能而又优于甘草。因为它正中有孔，所以能上通心气，下达肾气，安定中焦而又能通达到上焦和下焦，有类似莲子的奇妙功用。鸡子黄性味和平，能使偏亢的阳气不再炽盛，而虚弱的真阴得到恢复；其气味焦臭，所以能上补心阴；其味甘而咸，所以又能下补肾阴。此外，佛教有地上的水可被风火消灼的比喻，本证若一旦出现肝风内动的变化，则阴液必然会被完全消灼干净，而鸡子黄能镇守并安定中焦，可通达上下心肾，配合阿胶就能预防虚风内动的产生。

【临床应用】黄连阿胶汤具有养阴泻火、益肾宁心的功效，主治少阴病不寐，证见心中烦，不得卧。方中黄连泻心火，阿胶益肾水，黄芩佐黄连，则清火力大；芍药佐阿胶，则益水力强。妙在鸡子黄，乃滋肾阴，养心血而安神，数药合用，则肾水可旺，心火可清，心肾交通，水火既济，诸症悉平。加减：用于怔忡，加五味子敛心气之耗散，珍珠末安神定惊；不寐，更用龟板、五味子养阴敛阴；羚羊骨、珍珠末清肝镇惊，泽泻泻肝火；酸枣仁、夜交藤养心安神；盗汗，加女贞子、旱莲草、菟丝子、生地黄、枸杞子调护肝肾；浮小麦止汗。

【案例】

1.张瑞医案：赵某，女，31岁，公务员，2015年4月3日初诊。患者以"心烦不寐2月余"来诊。患者诉每入夜则久久难眠，痛苦万分，自购多种安眠药内服罔效；心悸不安，腰酸膝软，五心烦热，口舌生疮；二便正常，纳可；查见其面色红赤，精神萎靡，舌色红绛少苔，双脉细数。乙未之岁，湿土司天，时入初夏，君火加临，予黄连阿胶汤出入，药用：黄连15g，黄芩9g，阿胶12g（黄酒蒸后烊兑），白芍15g，鸡子黄2枚（冲服），生龙牡（各）25g（先煎）。7剂，水煎服。2015年4月10日二诊：患者服上药5剂后，即可安寐3小时。心烦心悸消失，五心热减，唯口中疮疡仍在，虚火上炎，余热未清，原方再加天门冬10g，继进7剂。2015年4月17日三诊：诸症悉愈，舌脉正常。拟予二冬膏调理善后。摘自：梁征洋，赵会谢，陈浩，等.黄连阿胶汤治疗顽固性失眠验案［J］.中医药通报，2015，14（06）：60-61.

2.王自立医案：患者赵某，女，65岁。头晕、心悸10余年，曾多次住院治疗，症状时轻时重，西医诊断为高血压心脏病。近日因心情不畅致头晕、心悸加重，夜不能寐，甚则彻夜不眠，患者痛苦异常，血压180/110mmHg（1mmHg=0.133kPa），家人邀请王老出诊。诊其脉，脉弦、细数，观其舌，舌红少苔。中医诊断为眩晕（高血压病）。证属阴虚火旺，心肾不交。患者肾阴亏虚，不能上荣于脑，则头晕；阴不制阳，心火亢盛，热扰神明，则不寐。治则：滋阴制阳，交通心肾。处方：黄连阿胶汤合酸枣仁汤化裁。药物组成：黄连10g，白芍15g，酸枣仁15g，知母10g，川芎10g，阿胶（烊化）10g，鸡子黄（冲）2

枚，生甘草10g。3剂，水煎分服，1剂/天。二诊：服药3剂后夜寐明显好转，头晕、心悸等症状有所减轻，血压150/110mmHg。遵上方化裁治疗，服10余剂，诸症若失，血压130/90mmHg。三诊后以丸剂续服，缓图其功。摘自：王煜，张丽君，张竹君.王自立主任医师运用黄连阿胶汤验案举隅［J］.西部中医药，2011，24（07）：30-32.

3.王自立医案：患者张某，女，48岁。患者自述心烦易怒，失眠2年，每晚睡眠时间不足2小时，且入寐困难，多梦。病发后每晚睡前服安定片，已由开始1片增至2片，被某医院诊断为更年期综合征，治疗后效果不佳，遂求治于王老。症见：心烦不寐，眩晕，常伴心悸，五心烦热，手心汗出多，口干咽燥，便秘，舌红少苔，脉细数。诊断：不寐。证属：肾水不足，心火亢盛。患者年近五旬，肝肾渐亏，肾水不足，不能制火，心火亢盛，发为此病。治则：滋肾清火。药物组成：黄连10g，阿胶（烊化）10g，白芍15g，黄芩10g，鸡子黄（冲）2枚，甘草10g，生姜3片，大枣5枚，龙骨（先煎）30g，牡蛎（先煎）30g。3剂，水煎服，1剂/天。并嘱患者停服西药。二诊：患者服药后每晚能睡5～6小时，且夜梦减少。上方加酸枣仁30g，继服。2周后睡眠恢复正常，伴随症状均已消失。摘自：王煜，张丽君，张竹君.王自立主任医师运用黄连阿胶汤验案举隅［J］.西部中医药，2011，24（07）：30-32.

5.青蒿鳖甲汤

【原文】夜热早凉，热退无汗，热自阴来者，青蒿鳖甲汤主之。青蒿鳖甲汤方（辛凉合甘寒法）：青蒿二钱，鳖甲五钱，细生地四钱，知母二钱，丹皮三钱。水五杯，煮取二杯，日再服。（下焦篇12）

【释义】夜间发热，清晨热退身凉，热退时不伴见出汗，属邪热从阴分而来的，用青蒿鳖甲汤治疗。夜间卫气循行于阴分时出现发热，白天卫气循行于阳分时热退身凉，说明这种发热是由于邪热深伏在阴分所引起；热退的时候不出汗，则又说明邪热没有能在热退时随汗从肌表外出而仍然深伏于阴分，所以说这种邪热是从阴分而来，并不是在上焦或中焦的阳热之邪。病邪深伏在人体的阴分，混处在气血之中，对于这种证候的治疗既不能单用养阴的方法，又因它不是壮盛的实火，所以更不能过分地使用苦燥药物，因此采用善于蠕动动物的鳖甲，深入肝经并达到人体阴分，既能滋养阴液，又能深入血络搜索病邪；采用气味芬香的青蒿透达脉络中的热邪，丹皮能清泻深伏在血分中火邪，至于方中用的知母，顾名思义，知母就是可以知道病变产生的根源，它与鳖甲、青蒿相配合，可共同发挥搜寻、驱逐病邪的功能。此外，本方作用还有先入里而后出外的奥妙。青蒿虽然不能直接进入阴分，但有鳖甲能够引导它深入阴分；鳖甲虽然不能独自外出阳分，但有青蒿能够引导它外出阳分。人体阳气昼行于外而夜入于阴。

【临床应用】青蒿鳖甲汤具有养阴透热的功效，主治阴伤热伏之虚热证，证见夜热早凉，热退无汗，舌红少苔，脉细数。本证因阴虚内热所致，鳖甲养阴退热，青蒿芳香解热，细生地滋阴清热，丹皮清热凉血，知母清热生津。加减：若暮热早凉，汗解渴饮者，去生地，加天花粉以清热生津止渴；治肺结核，干咳痰少者，加沙参、麦冬、百合、玉竹以养阴清肺；用于小儿夏季热者，酌加白薇、荷梗以解暑退热；虚热较重者，加地骨皮、白薇、胡黄连以退虚热；用于肾盂肾炎及肾结核低热不退者，加白茅根、泽泻。

【案例】

1.谭成医案：患者沈某，男，59岁。2015年夏季出现躯干及下肢紫红色丘疹结节，剧烈瘙痒。现症见全身散在丘疹性结节，瘙痒剧烈，伴灼热感，心烦，二便尚调，舌淡嫩，苔薄白，脉弦细。中医诊断为：粟疮，辨证为湿毒凝聚，治以疏肝理气，兼以透邪，一诊（2015年7月4日）予以青蒿鳖甲汤加减1剂，药用：青蒿10g，鳖甲（炙）12g，知母12g，细生地12g，丹皮10g，地骨皮8g，连翘10g，淡竹叶10g，牛膝6g，黄芩12g，红花4g，春柴胡（醋制）6g，白芍10g，1剂水煎服，每日1剂，早晚分服。后连续服用本方2月余，中间无不适反应。2015年10月20日再诊，患者诉丘疹基本消退，偶有瘙痒，较前明显缓解，余无不适。考虑患者久病伤及阴血，予以人参养荣汤加减，组方侧重于益气健脾，扶助正气，药用：党参10g，肉桂3g，黄芪10g，白术（炒）10g，陈皮6g，当归10g，熟地10g，五味子10g，茯苓10g，远志10g，白芍10g，大枣10g，炙甘草6g。服用1剂后，患者诉近1周无新发皮疹，无瘙痒，余无不适。随访患者未诉新发丘疹，瘙痒明显减轻，无其他不适。摘自：杨刚，谭城.谭城用青蒿鳖甲汤加减治疗结节性痒疹临床经验［J］.辽宁中医杂志，2016，43（9）：1837–1839.

2.李新民医案：患儿元某，男，7岁，2014年7月14日就诊。患儿2周前因发热伴咳嗽8天于我院诊为"肺炎"，经治7天后好转出院，出院后偶咳，无痰，持续低热，夜间体温波动于37.3℃～37.6℃之间，日间体温正常，无腹痛、呕吐，食欲可，夜寐安，二便调。查体：神清，精神反应可，咽充血，呼吸平稳，双肺呼吸音粗，心音有力，律齐，腹软不胀，无压痛、反跳痛及肌紧张，肝脾未及，双下肢不肿。T 36.8℃，舌质红，苔薄黄，脉细数。查血常规示：WBC 5.74×10^9/L，N 39.8%，L 50.4%，Hb 136g/L，PLT 289×10^9/L。予银翘散加减3剂，效果不佳，考虑患儿发热日久，结合脉象，改用青蒿鳖甲汤以养阴透热，予青蒿10g，醋鳖甲10g（先煎），生地黄20g，知母10g，牡丹皮10g，枳壳10g，桔梗10g，甘草6g，3剂。药后热减，继服5剂，汗出热退而愈。摘自：赵婉华，李新民.青蒿鳖甲汤治疗小儿低热验案二则［J］.湖北中医杂志，2014，38（10）：47-48.

6.二甲复脉汤

【原文】热邪深入下焦，脉沉数，舌干齿黑，手指但觉蠕动，急防痉厥，二甲复脉汤主之。二甲复脉汤方（咸寒甘润法）：即于加减复脉汤内，加生牡蛎五钱、生鳖甲八钱。（下焦篇13）

【释义】热邪深入下焦肝肾，脉象沉数，舌面干燥，牙齿焦黑，只觉手指蠕动，急须防止痉厥的发生，用二甲复脉汤治疗。

这条主要提示人们了解痉厥发生的早期表现。温病发病七八天以后，热邪深入而不能外解，出现口中干燥无津，只觉手指时常不自主地蠕动时，就应当采取有效措施以防止痉厥的发生，不必等到痉厥症状非常明显后才开始进行治疗。所以治疗用加减复脉汤滋养阴液，加入介类药物潜阳息风，使阴阳能够相互协调，这样就可以避免痉厥的发生。

【临床应用】二甲复脉汤具有滋阴潜阳的功效，主治热邪深入下焦，手指但觉蠕动，舌干齿黑，脉沉数。本证因热邪深入下焦，阴虚不能潜阳，肝风内动，将发痉厥，故用加减复脉汤滋阴润燥，生牡蛎、生鳖甲育阴潜阳。本方为"急防痉厥"之剂，吴鞠通云："复脉育阴，加入介属潜阳，使阴阳交纽，庶厥可不作也。"

【案例】

1.陈文邦医案：邓某某，女，40岁，1982年6月21日因四肢麻木7天，抽搐2次收住地区医院。患者7天前出现四肢麻木，以肘、膝关节以下明显，此后不明原因四肢抽搐2次，每次历时约10分钟。抽搐时神志清楚，头不痛，无眼球斜视，无吐白沫，稍感恶心，胸前紧闷。诊断：癔病，低钙性抽搐。经多种西药对症处理，症无改善，遂请中医会诊。症见患者四肢麻木，以肘、膝关节以下明显，时有抽搐，胸前麻木，每发持续1～2小时，日2～3次。发作时手托床沿，喜压心口。苔黄而干，舌质稍绛，脉沉细而缓。证属肝阴不足，阴虚风动。治拟滋阴息风通络。方用二甲复脉汤化裁：败龟板20g，白芍15g，阿胶10g，麦冬10g，生地20g，天麻5g，钩藤6g，僵蚕10g，黄芩10g，蜈蚣1条。3剂药后，抽搐、麻木明显缓减，舌脉同前，上方加当归10g，瓜蒌壳20g。3剂后，四肢抽搐已止，唯感四肢麻木及胸前阵发性麻木时有发作，但为时短。舌质转红，苔微黄，脉沉细。二诊方加柴胡6g，枳壳6g，炙甘草6g。3剂后病愈出院，迄今未见复发。摘自：陈文邦. 二甲复脉汤治愈抽搐〔J〕.四川中医药，1985（11）：46.

2.王炳炎医案：患者，16岁，2年前因自觉阴囊部轻度疼痛并有坠胀感，经某医院诊断为附睾结核，经抗结核治疗2月余无效而就诊于余。查：右侧附睾有1～2cm硬结，呈椭圆形，硬如石，有压痛。X线胸透肺部无结核征象，血沉40mm/h。症见口干思饮，体瘦，唇焦咽燥，舌红少津，脉细数。辨证为阴虚火炎，痰凝成核，从滋阴潜阳，化痰软坚立法，用二甲复脉汤煎服，同时配合消睾丸，2个月后治愈。摘自：王炳炎，郭慧芳. 温病方治疗男科前阴病举隅. 陕西中医函授，1995（1）：26-27.

3.许世瑞医案：胡某，男，53岁，工人。患者平素体健。5年前出国援外，因水土不服，致大便溏泄，日4～5次。2年后回国，便泻反愈甚，屡经中西药调治皆罔效。自今入夏以来，便泻特甚（多者日达十余次），又于本年7月初，突然耳鸣，大汗淋漓，旋即昏迷，约半小时方醒，如此发作已3次，于1983年8月19日来诊。就诊时除上述症外，又兼面红热冲，口干思饮，盗汗失眠，五心烦热。切其脉浮弦滑大数。望其舌嫩红中裂，边现齿印，少苔欠津。此为久泻精伤，致肾关不固而肝阳妄动之候，治当益阴固肾，兼以潜阳安神。拟二甲复脉汤加减：生牡蛎30g，百合30g，生龟板20g，煅龙齿15g，白芍20g，熟地12g，麦冬12g，茯神15g，枸杞子15g，阿胶12g。前后二诊，共服

7剂，病愈。摘自：许世瑞. 加减复脉汤临床应用. 河北中医药，1985（3）：17.

7.三甲复脉汤

【原文】下焦温病，热深厥甚，脉细促，心中憺憺大动，甚则心中痛者，三甲复脉汤主之。三甲复脉汤方：即于二甲复脉汤内，加生龟板一两。（下焦篇14）

【释义】温病温邪传入下焦肝肾，由于邪热入里很深，以致四肢抽搐厥冷的症状也非常严重，脉象细小而短促，心中剧烈跳动，甚至出现心前区疼痛的，用三甲复脉汤治疗。二甲复脉汤法，主要作用是防止痉厥的发生，不过即使痉厥已经发生，也可用二甲复脉汤息风止痉。之所以在上方中加入龟板，而名为三甲复脉汤，主要是针对心中剧烈跳动，甚至心前区疼痛而制定的治法。心中剧烈跳动的原因在于，从生理角度而言，心火必须有赖于肾水的滋养，本证肝风大动，有即刻耗尽肾水的趋势，而肝风内动又起因于肾水亏虚，不能滋养肝木，而导致痉厥的发生，则耗损的肾水更难在短时间内得到恢复，由于心脏所依赖的肾水损伤太甚，心失滋养，所以产生了心中剧烈跳动的症状。至于病情严重的患者还会出现心中疼痛，正如《内经》所说，阴维脉病变的主要表现是心痛。本证邪热久留，损伤肝肾真阴，由于人体奇经八脉都隶属于肝肾，肝肾阴虚就会累及阴维脉，以出现心中疼痛症状。这种心痛在治疗上不同于寒邪侵犯心胸的心痛可用温通的方法，所以采用具有潜镇肾气、滋补任脉、通调阴维脉作用的龟板治疗心痛，再配合能入肝搜邪的鳖甲、牡蛎，三者协同发挥作用，可望收到预期的治疗效果。

【临床应用】三甲复脉汤具有滋阴潜阳的功效，主治温病后期肝肾阴亏之证，证见热深厥甚，心中憺憺大动，甚或心胸疼痛，脉象细促。本证因温邪深入下焦，阴液大虚，肝风内动，上扰心神，故用加减复脉汤滋阴养液，其中干地黄、生白芍、麦冬、阿胶、麻仁滋阴补血，炙甘草扶正。加生牡蛎、生鳖甲入肝搜邪潜阳，生龟板镇肝肾、补奇经。加减：症见便溏者，由加减复脉汤去麻仁加牡蛎一两；若手指蠕动者，以加减复脉汤加生牡蛎五钱，生鳖甲八钱；若神倦瘛疭，脉气虚弱，舌绛苔少，有时时欲脱之势者，为三甲复脉汤加五味子二钱、鸡子黄二枚。

【案例】

1.刘玉清医案：唐某，女，60岁，2014年8月15日初诊。患者主诉左侧肢体震颤3年。患者于3年前无明显诱因出现左侧肢体震颤，上肢较重，诉用手持物后无震颤，精神紧张，生气时症状加重。曾就诊于北京宣武医院，诊断为"帕金森病"。服用"美多巴"治疗，症状有所缓解，后需加大药物剂量，近2年呈逐渐加重趋势。刻诊：左侧肢体震颤，伸舌有舌颤，舌质偏暗，脉沉细，测血压时左上肢震颤加重，血压99/80mmHg，脉搏70次/分。患者自发病以来无头痛、头晕，无恶心呕吐，神智清楚，无高血压、糖尿病史。西医诊断：帕金森病。中医诊断：颤证（肝肾阴虚，筋脉失养）。中医辨证：患者老年女性，肝肾交亏，肾虚髓减，脑髓不充，故导致身体不自主震颤。症状加重于精神紧张、激动后，系肝风内动之象，由于肝主筋，筋失养，风邪侵袭。治法：镇肝柔筋，育阴息风。方药：鳖甲10g（先煎），龟板10g（先煎），煅龙骨30g，煅牡蛎30g，生地15g，杭芍20g，炙甘草15g，阿胶10g（烊化），麦冬10g。14剂，每日1剂，水煎服，每日2次。二诊：患者服药2周后，震颤明显减轻。近因家务劳累，颤动小有加重，然较前减轻。效不更方，守原法徐徐调之，病情平稳，渐轻。摘自：刘玉清.三甲复脉汤治帕金森病［N］.中国中医药报，2015-02-11（004）.

2.孙继铭医案：胡某，男，64岁，1987年11月6日初诊。中风（脑血栓形成）病史6个月余，失语，半身不遂。近10日无明显诱因出现阵发性四肢拘挛，发无定时，一日数次，每次持续约5分钟，可自行缓解。发作时，两手紧握，四肢屈而不伸，微微振颤，项强，呼吸加促，时有面肌瞤动。目下：患者神呆面晦，形体消瘦，舌短缩而歪，质光红无苔，脉细数。血压21/12kPa，血钙98g/L。属中医"痉证"范畴。患者大病之后，肝血暗耗，肾水大亏，筋脉失于濡养，虚风内动而致本病。三甲复脉汤加减：生鳖甲18g，生龟板24g，生牡蛎20g，生熟地各20g，白芍、白蒺藜各15g，阿胶（烊化）12g，枸杞子、炙甘草各9g。文火久煎，日1剂。进药5剂，发作次数明显减少，且持续时间缩短，10剂服完，症状停止发作，神色舌脉亦转佳。守原方继服5剂，以固疗效。摘自：孙继铭.三甲复脉汤新用举隅［J］.实用中医内科杂志，1992（02）：41.

8.小定风珠

【原文】既厥且哕（俗名呃忒），脉细而劲，小定风珠主之。小定风珠方（甘寒咸法）：鸡子黄（生用）一枚，真阿胶二钱，生龟板六钱，童便一杯，淡菜三钱。水五杯，先煮龟板、淡菜得二杯，去滓，入阿胶，上火烊化，纳鸡子黄，搅令相得，再冲童便，顿服之。（下焦篇15）

【释义】下焦温病既有手足发痉厥冷，又见呃逆频频（俗称打呃忒），脉象细而弦劲有力的，用小定风珠治疗。

温邪盘踞下焦时日较久，消烁肝脏阴液则出现手足发痉厥逆，病变影响冲脉则导致呃逆频频，脉象因人体阴阳气血都已虚衰则表现为细小，而又因肝风内动则又见弦劲有力。所以方中用鸡子黄充实脾胃而镇定肝风，用龟板滋补任脉而潜镇冲脉；阿胶药性沉降，能够滋补阴液而内息肝风；淡菜虽生长在味咸的海水中，却味道清淡，它的结构外面成双而内部却是单个，很像八卦中坎卦的形状，所以能够补养少阴肾中的真阳，它的外形呈收敛关合的状态，所以又能潜镇下焦真阳的向上冲逆；童便属于浊液，因浊液易归下焦浊道，故以它作为使药。至于本方之所以用定风珠命名，是因为方中鸡子黄很像珠子的形状，它获得了与八卦中巽卦所相应的木之精华，所以能够平息肝风，因为按五运六气归类，肝恰与属巽卦的木相对应，且巽卦同时又主风。龟能生蛋，故也有珠子的外形，它如同传说中威震北方的真武神灵一样能镇住与震卦相应的木。

震卦与雷相应，在人体与胆相应，自然界打雷的时候没有不起风的，一旦雷声停止，风也就随之平静。亢盛的阳气向上直达巅顶部位，就如同龙在天上游动一般，而能制伏龙的只有龟才能胜任。

【临床应用】小定风珠具有滋阴潜阳、息风降逆的功效，主治温病后期，真阴被劫，虚多邪少，证见余热未尽，低热夜甚，时见手指蠕动，呃逆，舌绛无苔，脉细弦。本证因热烁肝肾阴液，虚火上冲，故用鸡子黄、阿胶血肉有情之品滋补阴液、平息内风，龟板、淡菜滋阴潜阳、降逆平冲，童便滋阴降火。

【案例】

1.张明月医案：黄某某，男，89岁，退休工程师。患者于1978年夏季，因感冒发热，渐至呕吐，四肢厥冷而来院就诊，诊断为休克型肺炎。住院治疗10多天，体温仍持续在38℃以上，血压靠升压药维持，病情日趋恶化，而以中医治疗。症见：面赤而憔，口淡，无神，口唇干燥，四肢蠕动，循衣摸床，胡言妄语，呃逆连声。其家属云：10多天未进食，亦未大便，只能饮少量水，小便既黄且短。察其腹满拒按，身热无汗，四肢尚温，舌质红绛，苔黄厚腻，脉细数而实。此属阳明温病，非急下不能荡除阳明久羁之邪。又见无汗，小便不利，谵语，此热伤营分，邪闭心包，故方配伍清营开窍之品：大黄、厚朴、麦冬、玄参、连翘、竹叶心、郁金各10g，芒硝6g（冲），生地15g，人工牛黄1.5g（冲）。1剂。头煎大便得下，热退大半，二煎去芒硝，2日后，白天体温已近正常，诸症悉减，能进少量饮食，撤除升压药。但半夜仍发热，口燥咽干，舌苔干黑，脉细数有力，拟吴氏护胃承气汤微和之：大黄、玄参、麦冬各10g，生地15g，丹皮、知母各6g，1剂。服后体温正常，舌苔渐化，饮食渐增，但其继续呃逆未愈，夜半为甚，持续数日，脉细而劲，小定风珠主之：鸡子黄1枚，阿胶6g，生龟板18g，童便40ml，淡菜10g，2剂。先煮龟板、淡菜。去滓，入阿胶烊化，调鸡子黄，再冲童便，顿服之，1剂呃逆大减，2剂后痊愈。以饮食调养半月余，起居如常，胸透肺部阴影全消，乃出院。摘自：张明月. 休克型肺炎治验. 浙江中医学院学报，1982（3）：56.

9.大定风珠

【原文】热邪久羁，吸烁真阴，或因误表，或因妄攻，神倦瘛疭，脉气虚弱，舌绛苔少，时时欲脱者，大定风珠主之。大定风珠方（酸甘咸法）：生白芍六钱，阿胶三钱，生龟板四钱，干地黄六钱，麻仁二钱，五味子二钱，生牡蛎四钱，麦冬（连心）六钱，炙甘草四钱，鸡子黄（生）二枚，鳖甲（生）四钱。水八杯，煮取三杯，去滓，再入鸡子黄，搅令相得，分三次服。喘加人参，自汗者加龙骨、人参、小麦，悸者加茯神、人参、小麦。（下焦篇16）

【释义】热邪久留不解，消烁耗损肾阴，或因为误用辛温解表，或因为乱用苦寒攻下，导致病人精神萎靡困倦，手足抽搐，脉象虚弱无力，舌质红绛而舌苔很少，随时都会出现虚脱症状的，用大定风珠治疗。这是邪热已经去除十分之八九，而肾中真阴只剩十分之一二的治疗方法。通过观察病人脉象虚弱、舌苔少等症状就能证实，所以治疗采用大量味浓质稠的药物以填补真阴，补充不足；采用甲壳类药物息风潜阳，镇定止痉。用鸡子黄这味药，作用于中焦足太阴，并向下能够安定足三阴经，向上能够接济手三阴经，使经络上下交通会合，则阴液能够正常内藏而不被耗损，阳气便有了立足的基础。只要能使阴阳如同夫妻一样相互协调、相互依存，便可避免阴竭阳脱的危险证候出现。

【临床应用】大定风珠具有滋阴息风的功效，主治温病后期，邪热久羁，灼伤真阴，或因误汗、妄攻，重伤阴液所致的阴虚动风证，证见神倦瘛疭，脉气虚弱，舌绛苔少，有时时欲脱之势。本证因热邪久羁，灼烁真阴所致，故用鸡子、阿胶血肉有情之品，交通心肾；白芍、生地、麦冬养阴滋液；生牡蛎、生龟板、生鳖甲介类补阴潜阳息风；五味子收敛欲脱之阴，甘草调和诸药，酸甘化阴；火麻仁养阴润燥。加减：肾精亏虚较甚而伴有时时欲脱者可加人参、麦冬、枸杞等以加强滋阴息风；气虚自汗者可加入龙骨、人参、小麦等以增强敛津止汗的作用；小儿高热不退伴抽搐时，可酌加天麻、地龙等止痉息风。

【案例】

1.雍履平医案：周某某，女，38岁，1998年6月诊。咽阻伴脘胁满闷2年余，加重1个月。患者于2年前不明原因而感到喉咽部阻塞，吞吐不出，并伴脘痞胁胀，尤其不时自觉周身筋惕肌麻，曾经中西药治疗，效果不显。形体瘦削，性情急躁，腰膝酸软，性事不遂，大便多结，小便涩少，寝食尚安，咽部及X线胸部检查，均无异常，舌红苔薄，脉虚数。诊断为症状性癔病，辨证阴液亏虚，内风动跃。治宜滋液息风。药用：牡蛎15g（先煎），鳖甲（先煎）、龟甲（先煎）、白芍、生地黄、阿胶（烊冲）、麦冬、天冬、茯神、柏子仁、火麻仁、麦芽各10g，石斛、玫瑰花、绿萼梅各6g，全蝎2g，小麦50粒，水煎，每日1剂。上方先后连服15剂，咽阻及筋惕肌麻等症均见减轻，仍以原方加量研粉，水泛为丸，续服3个月后，诸症悉除。摘自：雍履平.大定风珠治疗癔病经验［J］.中医杂志，2003，44（01）：18-19.

2.张宇医案：林某，女，56岁，1995年5月25日初诊。患者素体虚弱，家务操劳，且中年失偶，心多抑郁。今年初始见彻夜辗转反侧，心烦不寐，刚入寐忽又惊醒，且腰脊酸楚，头晕耳鸣，易健忘，经服中西药未效而来就诊。症见体瘦神清，面赤唇干，口气秽臭，胃纳欠佳，舌红略绛，脉尺虚细涩，寸关略大。诊为不寐。证乃阴血不足，虚热扰神。治宜滋阴降火，以大定风珠加减。处方：生地黄15g，白芍、阿胶（烊冲）、龟板、麦冬、鳖甲、火麻仁各10g，炙甘草、五味子各5g，生牡蛎30g，鸡子黄（冲）2枚，每日1剂，水煎服。摘自：张宇，张志.大定风珠新用［J］.新中医，1998（08）：52.

10.桃仁承气汤

【原文】少腹坚满，小便自利，夜热昼凉，大便闭，脉沉实者，蓄血也，桃仁承气汤主之，甚则抵当汤。桃仁承气汤方（苦辛咸寒法）：大黄五钱、芒硝二钱、桃仁三

钱、当归三钱、芍药三钱、丹皮三钱。水八杯，煮取三杯，先服一杯，得下止后服，不知再服。（下焦篇21）

【释义】下焦温病小腹部坚硬胀满，小便正常，入夜身体发热，白天热退身凉，大便秘结，脉象沉实有力的，属于下焦蓄血证，用桃仁承气汤治疗，病情严重的可用抵当汤治疗。一般而言，病人小腹部坚硬胀满，应当小便不利，现在反而正常通利，说明本证不是由于膀胱气化功能闭阻所引起。夜间发热，为邪在阴分的发热热型；白天热退身凉，则是邪热隐藏潜伏于阴分所致。大便秘结不通，是瘀血内结的表现。所以治疗用桃仁承气汤通导血分瘀滞的瘀血。如果血分瘀血蓄结程度严重，用桃仁承气汤不能使瘀血破散，则只有用抵当汤才能治疗，但抵当汤不可轻易使用，这里仅仅作为一种治法提出以备应急。

【临床应用】桃仁承气汤具有祛瘀通利、泻下热结的功效，主治血热互结于下焦证，证见身热夜甚，少腹硬满，按之疼痛，小便自利，大便结或色黑，神志如狂，口干漱水不欲咽，舌紫绛或有瘀斑，脉沉实而涩。方中大黄为君，泻热攻下，逐瘀通经；桃仁助大黄活血逐瘀，芒硝助大黄攻下泻热，软坚散结，共为臣药；芍药、丹皮活血化瘀，当归养血活血，共为佐药。六味相配，共奏攻下泻热、凉血逐瘀之效。加减：大便秘结，加枳实、厚朴；烦燥口渴，加黄连、黄芩；小便不利，加车前子、茯苓、木通；瘀血停滞，加三七、赤芍；恶露不下，加蒲黄、五灵脂；鼻衄、齿衄，加生地、茅根；气滞胀痛，加香附、枳壳。

【案例】

1.周仲英医案：赵某，男，55岁，1986年11月16日初诊。发热、腰痛4天，少尿2天。入院时发热，头痛，腰痛，恶心欲呕，口干，大便3日未解，昨日24小时尿量760ml。体检：T 37.6℃，P 96次/分钟，R 22次/分钟，BP 130/84mmHg。急性面容，面红目赤，口腔上颚见针尖样网状出血点，腰部叩击痛（++），脉细滑，舌质红绛，干裂，苔黄燥，少津。实验室检查：血常规：WBC 8.6×10^9/L，N 80%，L 12%，异淋8%；尿常规：尿蛋白（++++），见管型，红色膜状物；BUN 18mmol/L。诊断：流行性出血热少尿期，证属瘀热水结，阴津耗伤证。治宜泻下通瘀，滋阴利水。方选桃仁承气汤和增液汤加减。药用：生大黄30g（后下），芒硝24g（冲服），桃仁12g，怀牛膝12g，生地30g，大麦冬20g，猪苓30g，泽泻12g，白茅根30g。每日1剂，煎服，配合支持疗法。二诊：1986年11月17日。今晨5时患者突然如狂发狂，证属蓄血发狂。取抵当汤之意，原方加炙水蛭3g。每日1剂，水煎服。三诊：1986年11月18日。患者上午8时精神转清，安静，纳差，腰痛，疲劳乏力，昨夜大便2次，溏薄，24小时尿量为890ml，脉细滑，舌质红绛，苔黄燥少津。复查血生化：BUN 14mmol/L；尿常规：尿蛋白（+++），RBC 0～1/μL。治守原法。药用生大黄30g（后下），桃仁12g，怀牛膝12g，生地30g，大麦冬20g，猪苓30g，泽泻15g，白茅根30g，车前子15g。每日1剂，水煎服。4剂。四诊：1986年11月22日。服上药4天后，大便日行3～4次，尿量增多，24小时尿量为2200ml，食欲略增，能进食半流质，复查血常规、尿常规、BUN均恢复正常。转予滋阴固肾善后，1986年11月26日治愈出院。摘自：周仲瑛，叶放.凉血化瘀四方治疗急难症病案选—国医大师周仲瑛瘀热新论实践经验录［M］.北京：中国中医药出版社，2011.

2.张文选医案：陈某，女，22岁，学生。初诊时间：2005年4月2日。患者2个月未来月经，小便通利，大便干燥，二三日一次，腹胀，心烦，周身胀闷不舒，时时恶风。脉沉细滑略数，舌偏红，苔白略滑。辨为下焦蓄血证。处方：桃仁15g，酒大黄10g，芒硝8g（冲服），当归15g，白芍15g，丹皮10g，丹参30g，炙麻黄8g。3剂。服药后，大便通畅，恶风消失，月经来潮而诸症告愈。摘自：张文选.温病方证与杂病辨治［M］.北京：人民卫生出版社，2010.

11.连梅汤

【原文】暑邪深入少阴消渴者，连梅汤主之；入厥阴麻痹者，连梅汤主之；心热烦躁神迷甚者，先与紫雪丹，再与连梅汤。连梅汤方（酸甘化阴酸苦泄热法）：云连二钱，乌梅（去核）三钱，麦冬（连心）三钱，生地三钱，阿胶二钱。水五杯，煮取二杯，分二次服。脉虚大而芤者，加人参。（下焦篇36）

【释义】暑热病邪深入下焦少阴，出现口渴欲饮，但饮水不能解渴的，用连梅汤治疗；暑热病邪深入厥阴，出现肢体麻痹没有知觉的，用连梅汤治疗；心中灼热，烦躁不宁，甚至神志昏迷的，先用紫雪丹，再用连梅汤治疗。

肾主汗、涕、泪、涎、唾五种液体而最怕干燥。暑邪侵犯人体，往往首先侵入心经，助长心火亢盛于上，肾中阴液不能向上供应，所以出现口渴而饮水不能解渴的症状。再说心和肾都属少阴，手少阴心主火，而暑邪又是火热之邪，火邪侵入火脏，两火相合，火势酷烈，则肾水难以上供制约心火，这怎能不产生消渴的症状呢？治疗用黄连清泄亢盛的实火，使火邪去而不再消灼津液；用酸味的乌梅滋生津液，与黄连相配，酸苦合用可泄热保阴；用色黑而药性沉降的阿胶滋补肾水，麦冬、生地与乌梅配合，酸味甘味结合又能生化阴液，这样口渴而饮水不能解渴的症状就可以消失。肝主筋脉，而滋养筋脉的阴液则来源于肾。热邪损伤肾阴，筋脉得不到阴液的滋养，所以肢体麻痹没有知觉。此外心包络与肝都属于厥阴经，肝主风属木，暑为火邪易犯心经，由心包络代心受邪，从而形成了风火相煽、煎熬津液的局面，怎能不产生麻痹症状呢？治疗用黄连清泻最易损伤津液的火邪，用在生长时已获得木质之气的乌梅补养肝气，用阿胶滋养阴液而平息肝风；麦冬、生地滋补肾水以柔润肝木，这样就可能治愈麻痹。若见心中烦热，烦躁不宁，甚至神志昏迷的，治疗之所以先用紫雪丹，是因为该方可以开通暑热之邪外达的出路，使乌梅、黄连能够进入厥阴经，直达病所。

【临床应用】连梅汤具有清心泻火、滋肾养液的功效，主治暑邪深入少阴，火灼阴伤，消渴引饮，或暑邪深入厥阴，筋脉失养，手足麻痹者。本证因暑邪羁留少阴、厥阴，灼烁阴液所致，黄连清热，乌梅生津，阿胶滋阴养血，麦冬、生地黄滋阴清热。本方黄连、乌梅合用能滋阴清热，生地、麦冬配伍乌梅能滋阴生津，故吴鞠通谓之为："酸甘化阴，酸苦泄热法"。加减："消渴"甚者加生地、天花粉；"麻痹"甚者合黄芪桂枝五物汤；"烦躁"甚者加白芍；"神迷"甚者加鸡子黄等物；心悸，可加炮姜、党参、牡蛎、丹参；肝风挟热下迫而伤阴耗液，加石斛、木瓜、太子参。

【案例】

1.齐玉卓医案：杨某，女，43岁。1993年4月26日初诊：患糖尿病5年。经常服用"消渴丸""优降糖""D–860"等，病情时有反复，颇为苦恼。刻诊：口干渴欲饮，小溲频多，形体消瘦，五心烦热，舌红少津，苔薄黄，脉沉细数，查尿糖（+++），空腹血糖18.4mmol/L，责之素体阴虚，燥热津伤，精微不固，投以连梅汤加味。处方：黄连4g，乌梅12g，生地25g，麦冬20g，天花粉20g，山萸肉12g，牛膝15g，5帖。二诊：药后口渴大有好转，尿量基本正常，复查尿糖（+），苔脉同前。原方继进10帖，精神转佳，烦热已除，口不渴，查尿糖（–），空腹血糖7.2mmol/L，嘱取猪胰3具焙干研粉装胶囊，每服4粒，3次，以巩固，并注意饮食忌宜，定期检查血、尿糖。追访半年，一切正常。

摘自：齐玉卓.连梅汤临床运用举隅［J］.实用中医内科杂志，1997（03）：21–22.

2.齐玉卓医案：薛某，男，57岁，1993年7月16日初诊。患胃脘痛3年，形体偏瘦，经纤维胃镜检查诊为慢性萎缩性胃炎。刻诊：胃脘部嘈杂隐痛不舒，口干不欲饮，大便干结，苔薄黄，舌质红，脉细弦。证属胃阴不足，虚火内生，胃体失养所致，治拟滋阴泄火，养胃止痛，用连梅汤加味。处方：生地12g，麦冬15g，阿胶12g（烊化冲入），黄连6g，乌梅15g，白芍15g，北沙参15g，玉竹12g，炙甘草6g，7帖。二诊：服药7帖后胃痛减轻，口干嘈杂好转，大便通畅，苔薄白，药中肯綮，宗原方略有增减，服27帖后诸症悉除。续用胃酶合剂10g，每日3次口服，调治2月，经钡餐摄片复查无异常。摘自：齐玉卓.连梅汤临床运用举隅[J].实用中医内科杂志，1997（03）：21-22.

3.伍本彩医案：患儿傅某，男，2岁。1982年7月24日夜晚9时急诊入院。入院时高热抽搐，神志不清，大便泄泻，挟有脓血，诊为中毒性痢疾。中西医合作抢救2天后，症状缓解，但仍发热39℃，大便每日十多次，呈脓血便，里急后重，口渴引饮，烦躁不安，形体消瘦，口唇焦裂，舌苔黄，质红有朱点，脉细数。停用其他中西药物，予连梅汤。服1剂，热利渴烦均减。连服3剂，诸症悉平。后改用益气健脾养阴之剂出院调理。摘自：伍本彩.连梅汤在热病中的应用[J].江西中医药，1984（01）：30.

12.椒梅汤

【原文】暑邪深入厥阴，舌灰，消渴，心下板实，呕恶吐蛔，寒热，下利血水，甚至声音不出，上下格拒者，椒梅汤主之。椒梅汤方（酸苦复辛甘法）：黄连二钱，黄芩二钱，干姜二钱，白芍（生）三钱，川椒（炒黑）三钱，乌梅（去核）三钱，人参二钱，枳实一钱五分，半夏二钱。水八杯，煮取三杯，分三次服。（下焦篇37）

【释义】暑热病邪深入厥阴经，舌苔灰，口渴引饮，饮不能解渴，心下痞满坚硬，恶心呕吐，有时吐出蛔虫，恶寒发热，下利血水样粪便，严重的音哑不能出声，上下阻格不通的，用椒梅汤治疗。

这是中焦脾土衰败，肝木乘虚克土，正气虚极而邪热仍炽的危重证候。所以治疗以酸苦泄热，扶正驱邪为法，并据此制定相应方剂，希望能开格启闭获得转机。

【临床应用】椒梅汤具有温中敛肝、清热降逆的功效，主治暑邪深入厥阴，证见口渴引饮，饮不解渴，心下痞满坚硬，恶心呕吐，有时吐出蛔虫，恶寒发热，下利血水样粪便，音哑，舌苔灰。本证因暑热深入厥阴，木乘土虚，故用白芍、乌梅酸苦泻木柔肝，花椒、干姜温中散寒，黄连、黄芩清热，党参健脾益气，半夏、枳实和胃降逆。方中黄芩、黄连合乌梅、白芍酸苦清热，干姜、半夏、川椒合人参辛甘温中健脾，故本方是"酸苦复辛甘法"。

【案例】

1.董廷汉医案：孙某某，女，43岁，工人。平素面㿠体弱，时犯头晕目眩、乏力呕吐等。以春季发作频繁，症状尤甚。病已数载，逐年加重。此次发病已3天，伴心烦懒言，语声低，静卧不欲动，目闭不欲开，两耳轰鸣，上肢麻木感。诊之四肢微颤，舌淡齿痕，苔薄白，脉弦缓无力。此由素体脾胃虚弱，中气不足，木失栽培，入春肝木司令，升发太过，脾土愈伤所致。治应培土建中，抑木息风。疏方：川椒10g，乌梅15g，黄芩10g，黄连10g，干姜10g，半夏20g，白芍20g，党参20g，枳实15g。3剂后诸症大减，可进饮食。再服3剂，诸症悉平。后用香砂六君子加白芍调治1周。1年未见复发。摘自：董廷汉.椒梅汤临床活用［J］.上海中医药杂志，1986（08）：31-32.

2.董廷汉医案：孙某某，男，54岁。患心悸已半月，自觉心中空虚，虚里穴处忧忧大动不安，伴频繁呃逆，烦不能眠，倦怠不欲动，动则汗出欲脱，恶心欲吐，口中多涎，两下肢麻木。舌质淡，苔薄白，舌尖红，脉数无力而有歇止，心电图示频繁房性早搏。曾辨证为心脾两虚，用归脾汤，后用炙甘草汤、温胆汤等，疗效不显。后阅叶桂治呃逆、自汗出、脉歇止一案，用参姜椒梅，因思本证属中气大虚，宗脉无根，木风萌动，窜入胃络，致虚里振动不安。呃逆、欲呕、肢麻、口中多涎，是土虚木乘之明证。遂疏方：川椒10g，乌梅15g，黄连7.5g，茯苓20g，半夏15g，白芍20g，糖参15g，枳实15g，干姜5g，饴糖50g（烊化）。连服3剂后，心中安稳，诸症大减。再服3剂，加白术15g，龙骨25g，天麻15g，诸症消失，心电图亦恢复正常。摘自：董廷汉.椒梅汤临床活用［J］.上海中医药杂志，1986（08）：31~32.

3.张荣明医案：李某，男，12岁，1992年1月15日初诊。患儿于半月前腹痛1次后，次日在小腿出现散在紫癜，逐渐蔓延至双大腿、阴囊、臀部处，继则双上肢，前臂亦出现紫癜，伴右膝关节酸痛。在乡医院肌注青霉素、止血敏、地塞米松等治疗，紫癜有增无减，而来我院儿科门诊。查双下肢自臀部以下至足背，双上肢腕关节以上皮肤满布斑片状紫癜，压之不褪色，扪之稍有灼热感，瘙痒，时有恶心，呕吐食物及黄水，鼻中流血，大便血水，面色苍白，头汗淋漓，两颧潮红，口干不欲饮，舌质胖嫩，苔薄黄，舌边满布齿印，脉细略数。诊为血证（紫癜），病在太阴、厥阴二脏，属脾虚肝旺，寒热错杂之证。治拟扶脾敛肝，宁络止血，椒梅汤加减治之。处方：党参10g，乌梅20g，川连4g，炒黄芩10g，炮姜6g，川椒6g，赤芍20g，白芍20g，紫草6g，丹参20g，防风6g，地榆炭20g，焦山栀6g。连服1周后，紫癜渐消，继服1个月，患儿康复，1年后随访，未再复发。摘自：张荣明.椒梅汤加减治疗儿童过敏性紫癜1例〔J〕.南京中医药大学学报，1997（02）：38.

13.三才汤

【原文】暑邪久热，寝不安，食不甘，神识不清，阴液元气两伤者，三才汤主之。三才汤（甘凉法）：人参三钱，天冬二钱，干地黄五钱。水五杯，浓煎两杯，分二次温服。欲复阴者，加麦冬、五味子。欲复阳者，加茯苓、炙甘草。（下焦篇39）

【释义】暑热病邪久留不解，睡眠不安，饮食乏味，神志不清，证属阴液元气两伤的，用三才汤治疗。大凡温病迁延日久，病邪深入下焦，耗伤肝肾真阴，治疗必须用滋阴养液的方法为主。如果病人元气也受损伤，则又须兼以固护阳气。三才汤是阴阳两补而又以补阴为主的方剂。温热病、温疫病的后期阶段，邪热已退却十分之八九时，也可以使用本方。暑温病后期阶段，有时也需要用加减复脉汤、三甲复脉汤、黄连阿胶汤等方剂。因此两方面要相互比较、参照、不能偏执。至于暑温病之所以不列入各种温热性温病的范围内，而要单独另立一门，是因为夏至以后是暑邪致病的季节，这时湿气比较盛行。如不兼湿邪的就不能称其为暑温，仍应归属于温热门中。既然暑病多兼湿邪，则发病初起阶段的治疗自然不能与各种温热性温病的治疗方法相同，但病变发展到最后阶段，湿邪已经化尽，只剩余热伤阴的时候，其治疗又和各种温热类温病的治法相同。

【临床应用】三才汤具有益气养阴清热的功效，主治暑温日久，气阴两伤，睡卧不安，不思饮食，神志不清。暑伤气阴，故用人参益气，天冬、地黄滋阴清热，方中重用甘凉之品，佐以甘温益气，故为甘凉法。加减：欲复阴者，加麦冬、五味子；欲复阳者，加茯苓、炙甘草。

【案例】

1.刘开文医案：蒋某，女，78岁。于2001年3月2日来诊，自诉高血压病史6年，血压波动在150～190/90～130mmHg之间，经常头昏、头晕、头痛，近年来随年龄增大，体质日衰，并出现巅顶部疼痛，服去痛片、安乃近片、镇脑宁及降压药物效果不佳，特来服中药治疗。症见：形体消瘦，头昏，头顶百会穴处疼痛，甚时感有气上冲顶，其痛如裂，腰酸，耳鸣，寐差，口干舌燥，神倦乏力，血压176/110mmHg，舌红少苔，脉弦细数。诊为巅顶痛，肾阴亏虚、相火偏亢，治以补坎降离，三才汤加味。处方：生地30g，天门冬20g，生晒参15g，生牡蛎30g，制龟板15g，炙甘草10g，淮牛膝15g。水煎，待药液偏凉适口而服。次日来诊，诉上方当日服药3次，头顶痛及口干舌燥明显减轻，夜寐也可，测血压146/90mmHg，守方继进2剂，巅顶痛除，嘱再进2剂，以资巩固。摘自：刘开文.三才汤的临床应用［J］.中国民族民间医药杂志，2001（05）：274-276.

2.刘开文医案：段某，女，76岁。2001年7月26日来诊，诉近2年来，右舌咽部肿胀疼痛反复发作，本次于7月20日再发，自感咽舌部疼痛，其痛牵扯右颌下及颈项，颈项转动时加剧，每日未时始作，子时最甚，夜间口舌干燥，咽中如火似燎，难以入眠，丑减寅消。查：一般况可，舌咽部嫩红，右舌下漫肿，舌下系带增粗，静脉紫暗粗大，舌红无苔多裂，脉细数。拟诊为阴虚舌咽肿痛症，治以滋降泻火，三才封髓丹加知柏地黄汤合方。处方：熟地15g，生地15g，天门冬15g，沙参20g，炒黄柏15g，砂仁10g，生甘草10g，山药15g，枣皮15g，泽泻12g，茯苓15g，丹皮12g，开水浓煎，分2次于午时亥时口服，药后，当晚症减，连服4剂而愈。摘自：刘开文.三才汤的临床应用［J］.中国民族民间医药杂志，2001（05）：274-276.

3.樊峰医案：李某某，女，81岁，1974年4月6日就诊。10年来，大便秘结，数日一行，伴头顶痛、纳呆。查见：舌淡有裂纹，苔薄白，脉沉细。证系高年肾气衰，精血枯竭所致。法当补肾滋阴，润肠通便。选三才汤合增液汤加味：生熟地各15g，天冬15g，党参15g，元参15g，麦冬10g，龙牡各24g，龟板15g，苁蓉15g，黄精10g，陈皮10g。3剂后，病瘥。摘自：樊峰.三才汤加味临床治验［J］.四川中医，1985（04）：51.

14.香附旋覆花汤

【原文】伏暑、湿温胁痛，或咳，或不咳，无寒，但潮热，或竟寒热如疟状，不可误认柴胡证，香附旋覆花汤主之。久不解者，间用控涎丹。香附旋覆花汤方（苦辛淡合芳香开络法）：生香附三钱，旋覆花三钱，苏子霜三钱，广皮二钱，半夏五钱，茯苓块三钱，薏仁五钱。水八杯，煮取三杯，分三次温服。（下焦篇41）

【释义】伏暑、湿温病胁肋疼痛，或有咳嗽，或没有咳嗽，不恶寒，只有午后潮热，甚至寒热往来像发疟疾一样，临床不能把这种证候误认为是小柴胡汤证，当用香附旋覆花汤治疗；病情迁延日久不愈的，有时可用控涎丹治疗。

伏暑、湿温病程中，由于水液积蓄，形成支饮，停留在胁下，而形成胁痛的证候，临床很多见，这即是《金匮要略》所说的水停肝经而用十枣汤治疗的证候。但《金匮》十枣汤证水液停积体内日久，所以治疗如不采用峻猛攻下水饮的方法则难以奏效；而本证由于所感受的时令之邪与体内停蓄的水饮相搏结不久，病根还不牢固，所以治疗不必采用药力过于峻猛的十枣汤，只用香附、旋覆花，善于疏通肝之经络而驱逐停在胁下的水饮，苏子、杏仁能宣降肺气而化水饮，即是所谓的健强肺金用以平抑肝木；广陈皮、半夏能消除痰饮生成之源，茯苓、薏苡仁能开通太阳膀胱而敛合阳明胃肠，即是所谓的治疗水湿之病必须首先充实中土，中流水涨必须开通支河以排泄的治法。临床上如果这种治法使用得当，一般不超过三五天即可痊愈。本证有时因前医不识病因，治疗不合证情，导致水液没有外出之路，久久停留在胁下，就有形成悬饮而胁下疼痛的可能。这种症候病情并不轻浅，治疗时虽然不一定使用药力峻猛的十枣汤，但治疗大法仍不能超过它的范围，所以治疗改用陈无择的控涎丹，以缓缓攻逐在里的水饮。

【临床应用】香附旋覆花汤具有蠲饮化痰、通肠导水的功效，主治伏暑、湿温病，积留支饮、悬于胁下而成的胁痛，证见咳嗽或者不咳，不恶寒，但有潮热或者寒热往来。本证因气滞痰阻所致，方中香附、旋覆花通经络、逐痰浊，苏子降肺气、消痰饮，陈皮、半夏、茯苓、薏苡仁理气化痰燥湿。加减：腹满者，加厚朴；痛甚者，加降香末；便秘加大黄、枳实；咳血多加田七、藕节炭、茜草；肺热加桑白皮、黄芩、芦根；喘咳多痰加生麻黄、川贝母、枇杷叶。

【案例】

1.汪履秋医案：黄某，男，71岁，1997年12月2日初诊。慢性咳喘、气逆反复发作20年，病情加重伴发热1天，胸闷，痰多色白黏腻，纳谷欠佳，二便正常，舌淡、苔白腻，脉滑。中医辨证属痰浊壅肺。治拟化痰降气。方选苏子降气汤合三子养亲汤加减。服药3剂后体温正常，病程中出现面色青紫，胸闷如窒，喉有痰鸣，不能咳出，舌苔白腻，脉沉滑，考虑为"痰厥"之危候，乃痰瘀搏结，阻塞气道之故，治拟开胸结、化痰瘀。予以香附旋覆花汤加减。处方：香附10g，旋覆花10g，苏子10g，杏仁10g，陈皮5g，法半夏10g，川厚朴10g，瓜蒌10g，郁金10g，石菖蒲5g。用法：水煎，每日1剂，分2次口服。服药2天后症状缓解，继续治疗10天，痰瘀渐去，肺肾阴虚之象突出，治从养肺阴、益肾气立法，用生脉散合人参胡桃饮化裁，以善其后。按：肺心病可归属于中医学"肺胀"范畴，乃长期慢性咳喘，气逆反复发作所致，多呈进行性加重。病程中若出现面色青紫，胸闷如窒，喉有痰鸣，不能咳出之症，汪师认为此属"痰厥"，乃病久不愈所致，不仅损伤肺肾之气，而且势必导致瘀血阻滞，盖"气不煦则血不濡"，终成气滞痰瘀相结之危候。当急用开胸结、化痰浊之法，方宜选香附旋覆花汤加川厚朴等药化裁，药用香附、旋覆花、苏子、杏仁、陈皮、法夏、川厚朴、瓜蒌、郁金等。摘自：王冠华.汪履秋运用香附旋覆花汤治疗肺系疾病验案举隅［J］.江苏中医药，2006，27（6）：37-38.

2.牟克祥医案：李某某，男，48岁，1982年8月26日初诊。患者于8月初因家事不和生气后，渐作嗳气，纳少。8月20日晚睡觉后，呃逆突起，大作不停，持续两日，不能安睡及进食，唯喜热饮，呕吐清水痰涎，经用中药及针刺后，呃逆只中止半小时，遂来我院诊治。诊见：面色少华，精神倦怠，呃逆频作，两颊掣痛，微作寒热，呕吐清水痰涎、量多，口干觉甜，喜热饮，胃纳不佳，右胁胀痛，小便黄，大便先干后溏，舌质淡、苔薄白微黄，脉细滑。证属肝气不舒，逆乘肺胃，胃气夹痰上逆。治宜疏肝理气，和胃化痰，降逆止呃。予香附旋覆花汤加减，处方：香附12g，炙旋覆花12g，法半夏12g，陈皮10g，茯苓15g，炒苏子12g，党参15g，代赭石30g，公丁香6g，吴茱萸6g，枳壳10g，桔梗10g，甘草6g。1剂。服药后，呃逆中止3次，每次约2小时，呕吐清水痰涎减少，右胁痛止，但仍恶寒发热，纳食不香。上方去枳壳、桔梗，加桂枝9g，白芍12g，白豆蔻6g，续服3剂。服药后，呃逆息止，诸症告平。因患者思家欲归，嘱再服2剂，以资巩固。摘自：牟克祥.香附旋覆花汤的临床应用［J］.江苏中医药，1986（12）：27-28.

3.樊镒医案：张某某，男，45岁。咳嗽气促，右胸胁疼痛月余，甚则咳唾行动皆牵引作痛，经某县医院诊为"渗出性胸膜炎"，胸片显示右侧下胸部密度增加，横膈影被遮，阴影上缘由腋部向内向下呈弧形，因患者憋闷加重，但又惧怕胸穿抽液，转而求中医治疗。现症见右胸胁疼痛，甚则咳唾活动均牵引作痛，咳吐白痰，气促胸闷，午后身热，在37.4℃上下，口干，但不欲饮，脉沉弦，苔白厚而滑，此乃痰饮留于胁下，诊为悬饮，法用祛痰蠲饮。方用香附旋覆花汤加减。处方：香附12g，旋覆花10g，陈皮10g，法半夏10g，茯苓12g，杏仁12g，生苡仁12g，苏子10g，郁金8g，元胡10g，青蒿12g。服药4剂，即觉右胁疼痛明显减轻，午后体温降至37℃。原方加白芥子8g，服药10剂后疼痛更加缓解，午后已不热，但苔仍白腻。前方减青蒿，至20剂后，疼痛消除，胸透正常。更用健脾化痰、理气和胃法调理旬余，一年后随访，情况良好，未见复发。

摘自：樊镒.香附旋覆花汤的临床应用举隅［J］.北京中医药，1999（5）：46-47.

15.宣清导浊汤证

【原文】湿温久羁，三焦弥漫，神昏窍阻，少腹硬满，大便不下，宣清导浊汤主之。宣清导浊汤（苦辛淡法）：猪苓五钱，茯苓五钱，寒水石六钱，晚蚕砂四钱，皂荚子（去皮）三钱。水五杯，煮成两杯，分二次服，以大便通快为度。（下焦篇55）

【释义】湿温病如果湿热病邪久留不去，就可以在上、中、下三焦弥漫，从而出现湿浊闭塞心窍所致的神志昏迷，湿浊下阻肠道所致的少腹部坚硬胀满、大便不通等症状，宜用宣清导浊汤来治疗。

这是由于湿浊之邪郁结在下焦气分日久后，所引起的各种闭塞不通症状，因而治疗用能升清阳之气、降浊阴之气、味苦能泄肠道湿滞、淡渗下焦湿邪的猪苓为主，配合性味甘淡的茯苓，共同起到渗利湿浊而通利气机的作用。寒水石色白而性寒，白色与肺相应，寒则能清热。另一方面，膀胱主水湿的气化排泄，而肺又是主一身之气，为人身气化之源，肺藏魄，肺与肛门相应，所以肛门又称为魄门，总的来说，反映了肺与大肠相表里的含义。所以寒水石的作用可以从肺直达肛门，宣利湿邪而清除邪热。晚蚕砂可以宣化浊气中的清气，一般来说，动物死后，尸体没有不腐烂的，但蚕死后却僵而不腐，这是因为蚕在生长期间得到了清气的精粹，所以它的粪没有臭味，而且也不会变色。蚕砂得到了蚕的纯清之气，虽然是从蚕的浊道中排出的，但独具清气，所以既能下走少腹部的肠道，又能宣化湿浊之气，使得归于清气。也就是利用蚕砂的清气来祛除体内的湿浊之气，即所谓"以己之正，正人之不正"。要用晚蚕砂的原因，是指当年第二次繁殖的蚕，取其生长最为迅速的意思。皂荚味辛咸而性燥，可入肺与大肠经，能退暑热，而性燥又能祛除湿浊，味辛能宣通上窍和下窍，用其子更能直达下焦，具有润肠通便的作用，所以能通大便的闭结。与前面的药相互配合，能使郁结在肠道的湿浊之邪，通过大便而一齐得以向外解散。总的来说，方中的猪苓、茯苓、寒水石，都可以宣化无形之气，而蚕砂、皂荚子，则可以驱逐有形之湿浊，从而使日久不解的、弥漫于三焦的湿浊之邪，从二便排出体外。

【临床应用】宣清导浊汤具有宣泄湿浊、通利二便的功效，主治湿热秽浊郁闭大肠，弥漫三焦，证见神志轻度昏迷，少腹硬满，大便不通，小便赤少，舌苔浊腻，脉象实。本证因湿浊久郁下焦，气机受阻，清气不升，浊阴不降，下行传导失职所致，故用寒水石利湿清热，蚕砂、皂荚子宣清化浊，猪苓、茯苓甘淡渗湿利水。加减：上焦见症明显者可加黄芩、连翘、瓜蒌皮等；若湿热蕴肺者，治宜清透肺经气分之湿，酌加杏仁宣利肺气，气行则湿化；若湿热困阻脾胃，可加白蔻仁、厚朴等行气宽中；若寒热往来者，可加青蒿、草果以和解化湿；下焦见症明显，加薏苡仁、茯苓、车前子等。

【案例】

1.李一北医案：男，65岁，2014年2月10日就诊。患者3年前无诱因出现腰痛及排尿困难，当地某三甲医院查血肌酐383μmol/L，B超示双侧输尿管结石、双肾积水，予输尿管镜下行激光碎石治疗，并留置双J管，复查血肌酐104μmol/L，病情好转后出院。后病情反复发作，多次更换双J管，术后症状能好转。患者1周前无诱因出现发热，恶心呕吐，体温最高至39.2℃，查泌尿系B超：左侧输尿管扩张，集合系统分离约2.7cm；肾功能：尿素氮23.1mmol/L，肌酐520.7μmol/L，血清钾6.06mmol/L，血清碳酸氢盐17.3mmol/L。尿常规：隐血3+，红细胞433/μL，白细胞117/μL。经抗生素治疗体温恢复正常，余症未减。目前患者双下肢浮肿，恶心呕吐，头晕时作，小便量少，大便日行1次，质干结，纳食差，舌质偏红，苔黄腻，脉弦滑。测血压140/90mmHg。中医诊断：关格，辨证属湿浊内聚，壅塞三焦，二窍闭阻，浊阴上逆。治拟通腑泄浊，清利活血，降逆止呕，方选宣清导浊汤加减。处方：晚蚕砂（包煎）15g，猪苓15g，茯苓20g，泽兰、泽泻各15g，苍术、白术各15g，紫苏叶、紫苏梗各12g，黄连10g，姜半夏15g，土茯苓30g，六月雪30g，王不留行15g，皂荚6g，滑石（包煎）12g，川牛膝15g，冬葵子15g，车前草20g。浓煎频频呷服。另服用滋肾通关胶囊（知母、黄柏、肉桂）。西药配以利尿、纠酸、排钾、改善循环等治疗。1周后呕吐止，食纳增，半月后水肿消退，病情好转。摘自：李一北，刘利华.宣清导浊汤在慢性肾衰竭中的运用［J］.山东中医药大学学报，2015（05）：411-412.

2.张雨雷医案：吴某，女性，53岁，农民，以反复尿频1年余，加重并小便不出12天而于2004年6月22日就诊。患者1年前开始间断出现尿频、尿急、尿痛，因不严重而未予治疗，12天前因做痔疮手术后大便秘结而尿频、尿急、尿痛加重，不久即出现小便点滴不出，经当地医生用清热利尿通淋之剂并西药抗炎治疗及反复导尿无好转而来就诊。现患者小便点滴不出，下腹胀痛，恶心欲呕，不能饮食，神识昏蒙，大便秘结，舌红苔黄腻，脉细弦。查体：下腹隆起，于脐下约4cm扪及极度充盈之膀胱，触之窘迫疼痛，双肾区轻叩痛；B超示膀胱过度充盈、双肾积水。此为癃闭之急症矣。治疗以宣清导浊之法，用宣清导浊汤合八正散加减：晚蚕砂30g，猪苓15g，茯苓15g，寒水石20g（先煎），皂荚子8g，桔梗10g，通草6g，车前仁30g（包煎），萹蓄15g，大黄8g（后下），滑石30g（先煎），海金沙30g

（包煎）。1剂。6月23日复诊：昨日患者服药2次后泻下许多燥屎，随即小便通利，下腹胀痛消除，精神好转，饮食始进。现患者稍有尿频、尿急、尿痛。尿分析：BLD（++），WBC（+++）。继以上方加减治疗周余而痊愈。

摘自：张雨雷.宣清导浊法在急症中的运用［J］.中国中医急症，2007，16（03）：363-364.

16.专翕大生膏

【原文】燥久伤及肝肾之阴，上盛下虚，昼凉夜热，或干咳，或不咳，甚则痉厥者，三甲复脉汤主之，定风珠亦主之，专翕大生膏亦主之。专翕大生膏方（酸甘咸法）：人参二斤，茯苓二斤，龟板一斤，乌骨鸡一对，鳖甲一斤，牡蛎一斤，鲍鱼二斤，海参二斤，白芍二斤，五味子半斤，麦冬二斤，羊腰子八对，猪脊髓一斤，鸡子黄二十圆，阿胶二斤，莲子二斤，芡实三斤，熟地黄三斤，沙苑蒺藜一斤，白蜜一斤，枸杞子一斤。上药分四铜锅（忌铁器，搅用铜勺），以有情归有情者二，无情归无情者二，文火细炼三昼夜，去渣；再熬六昼夜；陆续合为一锅，煎炼成膏，末下三胶，合蜜和匀，以方中有粉无汁之茯苓、白芍、莲子、芡实为细末，合膏为丸。每服二钱，渐加至三钱，日三服，约一日一两，期年为度。（下焦篇78）

【释义】秋燥病日久不愈，也会耗伤及肝肾的阴，从而形成上焦肺中燥热未去而下焦肝肾阴亏的上盛下虚之证。主要可表现为白昼身热不甚而夜间发热，或有干咳少痰，或不咳，严重的可发生痉厥。宜用三甲复脉汤治疗，大定风珠也可治疗，还可选用专翁大生膏治疗。三甲复脉汤与大定风珠是用的汤剂，这是为了取其急治的作用。而专翁大生膏则取阴阳协调、乾坤安静之义，所用大多是血肉有情之品，并熬膏制成丸剂，这是为了从缓治疗。因为下焦的病位较为深远，草木之品无情，较难以到达病所，所以用血肉有情之品以缓补其虚，一般来说，如果是肝肾阴精骤然亏虚而较易恢复的病证，就用两种汤剂；而病势日久不愈，亏虚较难恢复的病证，就用专翁大生膏。

【临床应用】专翁大生膏具有清上滋下的作用，主治秋燥病邪日久伤及肝肾，证见上盛下虚，昼凉夜热，或干咳，或不咳，甚则痉厥。本证属于肝肾阴虚、虚风内动所致，故用乌骨鸡、鲍鱼、海参、羊腰子、猪脊髓、鸡子黄、阿胶血肉有情之品填精滋阴，白芍、五味子、麦冬、熟地黄、白蜜、沙苑蒺藜、枸杞子滋补肝肾，龟板、鳖甲、牡蛎滋阴息风，人参、茯苓、莲子、芡实健脾益气助运。加减：肝虚而热者，加天冬500g，桑寄生500g，同熬膏，再加鹿茸750g。

【案例】

1.吴鞠通医案：鲍，三十二岁，十月初二日，大狂七年，先因功名不遂而病，本京先医市医儒医，已历不少，既徽州医、杭州医、苏州医、湖北医。所阅之医，不下数百矣，大概补虚者多，攻实者少。间有已时，不旋踵而发。余初诊时，见其蓬首垢面，下体俱赤，衣不遮身，随作随毁，门窗分碎，随钉随拆，械系手足，外有铁索数根，锢锁于大石盘上，言语之乱，形体之羸，更不待言。细询其情，每日非见妇人不可，妇人不愿见，彼尽闹不可，叫号声嘶，哀鸣令人不可闻，只得令伊芳姬外家强侍之，然后少安，次日仍然，无一日之空。诊其脉六脉弦长而劲，余曰：此实症，非虚症也。于是用极苦以泻心胆二经之火，泻心者必泻小肠，病在脏，治其腑也，但无出路，亦必泻小肠也。龙胆草（三钱），胡黄连（三钱），天门冬（三钱），细生地（三钱），丹皮（三钱），大麦冬（三钱，连心）。服二帖而大效，妄语少而举动安静，初三日见其效也。以为久病体虚，恐过刚则折，用病减者减其制例，于原方减苦药，加补阴之甘润。初五日，病家来告云，昨服政方二帖，病势大重，较前之叫哮妄语加数倍之多，无一刻静，此症想不能治，谅其必死，先生可不诊矣。余曰：不然，初用重剂而大效，继用轻剂加补阴而大重，吾知进退矣。复诊其脉，弦长而数，于是重用苦药。龙胆草（六钱），洋芦荟（六钱），天冬（五钱），麦冬（五钱，连心），胡黄连（五钱），秋石（二钱），乌梅肉（五钱）。一气六帖，一日较一日大效，至十一日大为明白，于是将其得病之由，因伊芳念头之差，其念头之差，因未识文章至高之境，即欲至高，尚有命在，非人力所能为，何怒之有。人生以体亲心为孝，痛乎责之，俯首无辞，以后渐去苦药加补阴，半月而后，去刑具，着衣冠，同跪拜，神识与好人无异。服专翁大生膏一料而大壮，下科竟中矣。按：此案病狂者久病，发作时猖狂刚燥，故为实证。气郁化火，炼液为痰，上蒙神窍，心神错乱致病，故医者用极苦泻心胆二经之火，病在脏治其腑，以大苦大寒龙胆草上泻肝胆实火，下清下焦湿热为君；配大苦胡黄连入血分而清虚热；丹皮亦入血分，清热凉血，活血散瘀；天门冬养阴清热，润肺滋肾；麦冬养心生津，润肺清心；生地黄甘苦微寒，滋阴清热，凉血补血。大苦大寒配伍滋阴之品，既泻热对证又防伤阴。因久病体虚，复诊加补阴药而重症剂轻，病情反复，反复苦药而后再补阴，则病渐愈。摘自：宋恩峰等.吴鞠通经典医案赏析［M］.北京：中国医药科技出版社，2015.

理论部分

1.温病范围

【原文】温病者，有风温，有温热，有温疫，有温毒，有暑温，有湿温，有秋燥，有冬温，有温疟。（上焦篇1）

【释义】所谓温病，包括风温、温热、温疫、温毒、暑温、湿温、秋燥、冬温、温疟等多种疾病。

本节指出温病为多种热病的总称。温病包括有九种，吴氏所说的风温是指初春之时，感受风热之邪而病者，初起热势较轻；温热是指春末夏初之时，因温热之气亢盛而病者，初起热势较甚。但现在一般将以上二者中发病之初见肺卫表热证者称风温，发病之初即有里热炽盛表现者称春温。温疫则是一种可造成沿门阖户皆病的传染性疾病，乃厉气兼挟秽浊之气而成，发病后一般病情较急而危重。温毒则为温热兼挟秽浊毒气而致病，发病后有局部红肿热痛或发斑疹等热毒见症。现代一般把温病中发生显著传染流行的称温疫，而把温病中出现局部热毒见症者称温毒，因而不再把温疫、温毒作为独立的温病病名。至于暑温、湿温吴氏均归为暑病，但暑温发于正夏之时，以暑热见症为主要表现；湿温则多发生于长夏初秋，属于湿中生热，其初起时每以湿象偏重为主要表现。秋燥则是感受秋季燥烈之气而致的一种温病。冬温是发生于冬季，感受冬令反常之温气而致的一种温病。王孟英明确提出冬温与风温是同类温病，只是发病季节不同而已。他说："冬春感风热之邪而病者，首先犯肺名曰风温，其病于冬者亦曰冬温。"温疟则为疟疾中的一种，系夏季感受暑气而致病，体内原已阴分受伤，阳热亢盛，因而发病后以热势亢炽为主要特征。

【临床应用】西医学中的多种急性感染性疾病，如流行性脑脊髓膜炎、流行性乙型脑炎、肺炎、传染性非典型肺炎、流感、人禽流感、伤寒、肾综合征出血热、登革热及登革出血热、麻疹、流行性腮腺炎、传染性单核细胞增多症、钩端螺旋体病等；少数非感染性的急性发热性疾病，如中暑、夏季热等，具有温病的性质和特点，也可归属于温病的范畴。温病虽然与急性感染有密切的关系，但温病的病种与急性感染性疾病的病种并不完全相同，某些急性感染性疾病如狂犬病、破伤风等不具有温病的性质，不属于温病的范畴；有些温病如高温中暑、夏季热等，虽具有温病的特点，但不属于急性感染性疾病范畴。

【案例】

1.孙广杰医案：患者，男，27岁。于大连医科大学附属二院呼吸科门诊确诊为上呼吸道感染，通过中医辨证，患者证属外感风温表证初起。患者于2010年10月20日初诊，发热3天，伴有咳嗽、咯白痰、口微渴，舌边尖红，苔薄白，脉浮数。查体：左肺听诊可闻及湿啰音，心脏听诊未见异常。血常规示：白细胞7.45×10^9/L，中性粒细胞百分数63.1%，肺CT检查示：双肺下叶炎性改变。中医辨证，患者证属外感风温表证，邪留肺卫。治以辛凉解表，方用银翘散。患者每日热服银翘散3次，1周以后患者无发热，偶有轻咳、无痰，查体：双肺听诊未闻及干、湿性啰音，复

查血常规：白细胞6.8×10^9/L，中性粒细胞百分数63.1%。摘
自：孙广杰，陈福刚.银翘散短煎频服治疗外感风温初起20例［J］.实用中医
内科杂志，2012（06）：39-40.

2.温病起病

【原文】凡病温者，始于上焦，在手太阴。（上焦篇2）

【释义】大凡温病的病邪多从口鼻而入，所以首先
犯于上焦手太阴肺经。伤寒与温病有所不同。伤寒是感受
寒邪而发病，寒邪一般通过肌表的毛窍而侵犯人体。寒邪
首先犯于足太阳膀胱经，膀胱属水，水与寒的性质有类似
之处，所以寒邪先犯于膀胱经也是一种"同类相从"，因
而伤寒发病多从膀胱经开始。又因膀胱经属于足经，足在
人体下面，所以伤寒的发生可以说是自下而上。但自古以
来都说足太阳膀胱经主表，所以外邪入侵先犯膀胱经。这
一种说法是不全面的，没有把道理讲透彻。以肺而言，
《内经》中已提出：肺与皮毛相合，所以肺不也是主表的
吗？温病则感受温邪而发病，温邪一般是通过口鼻而侵犯
人体，口鼻在上，所以说温病的发生是从上而下。鼻与肺
气相通，所以，温邪从口鼻而入就是从手太阴肺经开始发
病。手太阴属金，而温邪属于一种火热性质的病邪，风又
为火之母。从五行的生克关系来说，火邪都是要克金的，
所以温病的发病就开始于上焦手太阴肺经。由此可见，温
病的发病，应按刘河间关于三焦病位划分的论述。另一方
面，寒邪属于一种阴邪，在《伤寒论》中虽然还提到了中
风，但这种风是从西北方向来的，也就是一种寒风，性质

收引。阴寒之气盛后必然会损伤人体的阳气，以感受寒邪而言，首先是郁遏太阳经中的阳气，从而发生头痛、身热等症状。足太阳膀胱经属阳、属腑，伤寒所感受的寒邪则属于阴邪，阴寒盛就要损伤人体的阳气。温邪属于阳邪，在本书中也论及风邪为病，但这种风是属于从东方来的风，也就是一种能解冻的温暖之风。以温邪来说，性质最善于发泄，阳热盛后必然会耗伤阴液。所以在感受温邪后，首先郁遏手太阴经中的阴气，出现咳嗽、自汗、口渴、身热、尺肤热等症状。手太阴肺经属阴、属脏，而温邪多性质属阳，会引起人体阳热亢盛，所以必然要耗伤人体的阴液。如能辨明伤寒与温病属阴属阳、伤阴伤阳的两大门类之不同所在，自然心中明了而不致混淆。

应指出的是，吴氏在这里所说的："凡病温者，始于上焦，在手太阴"是指风温、温热、温疫、温毒、冬温这几种温病而言的，并不代表其他各种温病皆起病于肺经。即使是上述几种温病也有的并不起始于肺经，如温疫。至于其他温病有起自少阳的，如春温；有起自阳明的，如暑温；有起自中焦脾胃的，如湿温等。故我们可以这样认为，温病始于上焦只是其中较为常见的一种形式，不是说所有的温病都如此。

【临床应用】这一论断不能概括所有温病的始发部位。根据病邪性质之不同，温病大体可分为两大类：风温、春温、暑温、秋燥属温热类，伏暑、湿温等属湿热类。湿热类温病由于兼挟湿邪，常易郁遏气机，困扰脾胃，多以脾胃为其病变中心。温热类温病始发部位亦很复杂。如春温，系内因阴精不足，而外感温邪所致。由于正虚邪袭，温邪多径入于里，而见热郁胆府，或热郁胸膈等征象，虽然亦有兼见肺卫表证者，但为时甚短。所以，医家常将初起即见里热炽盛者称为"伏邪自发"，病位并不在肺，兼见表证者称为"新感引发"，病变多与肺卫有关。再如暑温，为夏日感受暑热病邪所致。暑为火热之气，其性酷烈，传变迅速，故病邪侵入人体发病多径入气分而无上焦肺卫之过程。初起即见壮热、汗多、口渴、脉洪等阳明气分热盛之候。故叶天士有"夏暑发自阳明"之论。由此可见，在温病的诸多类型中，除风温、秋燥等少数新感温病外，大多数温病的始发部位多不在肺。

【案例】

1.曾彦霖医案：患者，女，17岁。因乏力、纳差、口苦、尿黄、腹泻3天入院。自诉入院前3天无明显诱因出现上述症状，自服感冒药后症状无减轻，2日前到上级医院检查肝功、二对半后诊断为"急性乙型肝炎"。患者转氨酶异常增高，故收入传染科住院，但因其输液反应大，无法耐受，遂入我院中医科求治。现症：发热，偶恶寒，乏力、纳差较前更甚，仍口苦、尿黄，未再腹泻，右胁部胀痛不适，面色略黄，色鲜明，气息略快，舌红苔薄黄，脉浮数。二对半检查皆阳性，肝功能：TB 46mmol/L，TTT 7U，TP 75.6g/L，ALB 43.3g/L，GLOB 32.3g/L，A/V 1.34，GPT 189U/L，GOT 1774U/L，ALP 277U/L，GGT 119U/L。经辨证为热邪郁于肺卫，治以清热解表，投以银翘散加板蓝根、黄芩，每日1剂。服药后忌辛辣、腐腻之品，绝对休息。3剂后寒热口苦大减，5剂之后寒热即消，未再口苦，纳差、乏力、尿黄亦大减，尚伴大便溏薄，舌苔白，脉细。复查两对半除HBsAb呈现阳性外，其余皆转阴。肝功：TB 19.4mmol/L，TTT 2U，TP 74.1g/L，ALB 40.1g/L，GLOB 34g/L，GPT 614U/L，GOT 1824U/L，ALP 136U/L，GGT 58U/L。辨证为肝病传脾，木克脾土所致，同时损坏之肝脏尚未恢复。再投以四君子汤加山药、虎杖、板蓝根、熟地、丹参、白芍以健脾补肾养肝排毒。以此方服20剂，每2日1剂，服完后再次复查肝功，所有项目全部正常，临床治愈。乙肝在中医学中属于温病范畴，多由湿热之邪内蕴于肝胆所致。在急性期治疗多以苦寒之清利湿热。该患者的症状虽有热象，但是表非里，故投以银翘散，一方面开其卫表引邪外出，并结合"见肝之病，知肝传脾"理论，在疾病后期养肝的同时给予补益脾胃的药物，从根本上治愈乙肝。

清代医家吴瑭在《温病条辨》中云："由温病者，始于上焦，在手太阴。"手太阴为肺，肺者，合皮毛而主表，故温病多从外而来，由表入里。本例乙肝患者在初期即有表证的临床表现，如发热、苔薄黄、脉浮数、纳差等。治疗当清热化表，如此时投以茵陈蒿汤、龙胆泻肝汤之类必引邪入里加重症状，故选用清凉解表之银翘散加减，起到化邪达表之功。可见在乙肝的急性病程中进行中医治疗时应审时度势，辨清病位表里，对证下药方能取得良好效果。摘自：曾彦霖，古华平.从"凡温病者，始于上焦，在手太阴"论治早期乙肝［J］.中国社区医师，2005（05）：37.

3.暑温大纲

【原文】形似伤寒，但右脉洪大而数，左脉反小于右，口渴甚，面赤，汗大出者，名曰暑温，在手太阴，白虎汤主之；脉芤甚者，白虎加人参汤主之。（上焦篇22）

【释义】在夏季感受暑邪而发病，初起时类似伤寒，但脉象右手洪大而数，左手反而小于右手，口渴较甚，面部红赤，全身大汗。这种病名为暑温，而初起时病在手太阴肺，治疗可用白虎汤；如脉表现为明显的芤象，则用白虎加人参汤治疗。

这条标明了暑温病的证治大纲。温是热的开始，而热又是温发展到极点的表现。夏季是由春季温暖之气渐盛而转成为炎热之气的，这是木生火；因热盛而致地湿上蒸，这又是火生土。所以在夏季，上有天之热，下有地之湿，人处于这种条件下，就会感受暑邪而生病。如仅是感受火热之邪而不兼湿邪，仍然属于前面所说的温热病一类，不能把这类病证混于暑病中。白虎为辛凉透邪之重剂，也为退烦暑之正方，所以在此处取白虎以治暑温而见烦热口渴之证，如患者见脉芤甚，则以白虎加人参汤，以治邪热伤气，而救化源之欲绝。

【临床应用】清暑泄热为暑温的基本法则，但亦须根据不同证候，采取相应的治法。初起暑犯阳明治以辛寒清气，清泄暑热；暑伤气阴则宜清热涤暑，益气养阴；若暑邪已去，气阴欲脱，则宜用甘寒之品益气养阴，酸苦之品泄热生津。正如张凤逵所说："暑病首用辛凉，继用甘寒，再用酸泄酸敛。"若暑热化火，生痰生风，则多内陷营血，导致闭窍、动风、动血之变，应分别采用清心开窍，化痰息风，凉血止血之法。暑温后期正气耗伤，又当益气养阴为主；余邪挟痰、挟瘀留滞络脉者，宜化痰行瘀通络。暑热挟湿者宜清暑泄热同时注意祛湿。若兼有寒邪束表，遏伏暑湿，则要在清暑化湿的同时解表散寒。

【案例】

1.李振华医案：患者，女，9岁，1970年9月2日初诊。主诉：高热、头痛3天。患者3天前出现高热、头痛，曾于当地某医院就诊，诊断为流行性感冒，给予加减银翘散口服及西医抗生素静脉滴注或口服治疗，均无效。现症：头痛，颈项强直，面赤唇红，神志呈半昏迷状态，时而躁动，舌质红绛，苔薄黄，脉洪数。体征：体温40℃，巴彬斯基征（+），克匿格征（+）。脑脊液检查示：白细胞总数为4.66×10^8/L，中性粒细胞占59%，淋巴细胞占41%，蛋白定性（+）。血常规检查示：白细胞总数为1.62×10^4/mm^3，中性粒细胞占85%，淋巴细胞占15%。西医诊断：流行性乙型脑炎。中医诊断：暑温，证属热毒内伏之偏热型。治宜清热解毒，息风开窍。给予白虎汤合清瘟败毒饮加减治疗，处方：生石膏100g，知母10g，犀角6g，金银花30g，连翘12g，蒲公英30g，板蓝根30g，菊花12g，郁金10g，石菖蒲10g，钩藤12g，玄参15g，生甘草3g。每日1剂，水煎服。同时配服安宫牛黄丸，每次1/2丸，每日3次；清热解毒注射液每次2支，6h 1次，肌肉注射；氢化可的松注射液0.1g加入10%葡萄糖注射液500ml中，静脉滴注，每日1次；盐酸氯丙嗪注射液100mg加入5%葡萄糖氯化钠注射液500ml中，静脉滴注，每日1次。治疗期间密切观察患儿体温及神志变化。1970年9月3日二诊，患者体温降至37.3℃，旋又升至39.5℃，烦躁，神志较清醒，头痛减轻，已能忍受，舌质红，苔薄黄，脉洪数。上方去犀角，加青蒿12g、葛根12g；同时配服清热解毒散，每次0.6g，每日3次；清热解毒注射液，每次2支，6h 1次，肌肉注射。1970年9月4日三诊，患者头痛、烦躁症状已消失，神志清醒，大便溏薄，纳差，体温降至39℃以下，舌质红，苔薄黄，脉数。给予葛根芩连汤加减治疗，处方：葛根12g，黄芩10g，黄连6g，茯苓12g，生石膏60g，板蓝根15g，菊花10g，佩兰10g，薏苡仁30g，鸡内金10g，生甘草3g。每日1剂，水煎服。同时配合清热解毒注射液，每次2支，6h 1次，肌肉注射；维生素B₁片，每次20mg，每日3次，口服；维生素C片，每次200mg，每日3次，口服。1970年9月5日四诊，患者精神、食欲均好转，体温、大便均正常，舌质淡红，苔薄白，脉缓无力。体征：颈项抵抗（－），巴彬斯基征（－），克匿格征（－）。血常规检查示：白细胞总数为9.2×10^9/L，中性粒细胞占63%，淋巴细胞占37%。给予白虎汤加减治疗，处方：生石膏30g，知母10g，太子参10g，麦冬10g，葛根10g，菊花10g，板蓝根12g，陈皮10g，神曲10g，鸡内金10g，生甘草3g。每日1剂，水煎服。同时嘱患者饮食宜清淡有营养，忌食辛辣；注意休息，按时服药。服药3剂，头痛等症均消失，病情逐步稳定。3个月后随访，未遗留后遗病症。摘自：郭淑云、李郑生.国医大师李振华教授治疗暑温验案2则［J］.中医研究，2011，24（08）：48-50.

4.暑温治禁

【原文】手太阴暑温，服香薷饮，微得汗，不可再服香薷饮重伤其表，暑必伤气，最令表虚，虽有余证，知在何经，以法治之。（上焦篇25）

【释义】暑温病手太阴病证，身无汗，经服香薷饮后，身已有微汗出，就不能再用香薷饮。因为暑邪最容易伤气，引起表虚不固，所以如已有汗而再发汗，就会进一步加重表气的耗伤。如此时还有其他的症状表现，可根据病证属何经病变而采用相应的治法。

【临床应用】香薷饮具有解表清暑、健脾利湿的功效，主治夏月乘凉饮冷，外感风寒，内伤暑湿所致的阴暑证，证见恶寒发热，无汗，头身疼痛等风寒表实证，临床应用时应根据具体症状予以相应加减。香薷散与新加香薷饮，两者均以辛温之香薷、厚朴祛暑解表，散寒化湿。但香薷散药性偏温，主治暑令感寒夹湿之证，必见恶寒无汗者；而新加香薷饮则药性偏凉，主治暑温兼湿，虽亦恶寒无汗，但有口渴面赤。

【案例】

1.李福海医案：周某，男，20岁，1989年9月20日初诊。自述发热、头痛，恶寒无汗，胸闷心烦十余日，经用西药抗生素、解热等药一周未见热退，故转中医治疗。时而壮热，口渴无汗，身形拘急，舌苔黄微腻，脉洪大。按暑温兼寒湿证，投予新加香薷饮加浮萍10g，1剂水煎服。当夜一服微汗，次晨壮热已平，再进一服又取微汗。二日后身轻气平，病告痊愈。体会：本证为暑湿内蕴而寒邪外束，暑为寒邪所遏而成。多因先受暑热之邪，复感于寒所致。寒束于表，则恶寒无汗；暑湿内蕴，则心烦不安。实属暑温寒湿三气交感，表里同病。摘自：李福海，李思仲.暑温发热证治［J］.中医函授通讯，1992（03）：29.

5.小儿暑痫

【原文】小儿暑温，身热，卒然痉厥，名曰暑痫，清营汤主之，亦可少与紫雪丹。（上焦篇33）

【释义】小儿患暑温，身发热，突然发痉神昏，称为暑痫。用清营汤治疗，也可稍用些紫雪丹。

小儿属稚阴稚阳之体，阴气比成人更虚，更何况在夏月暑热亢盛之时，阴液更容易消耗。所以一旦感受暑邪，就可能很快地越过卫分而进入营分，这是由小儿脏腑娇嫩而造成的。火热亢盛于营血，而导致热极生风，肝风内动，邪热闭于心包，从而发生抽痉、神昏，俗称是"急惊风"。如果对这种病证乱用发散风寒或消导积滞等治法，就可能很快引起死亡。只有用清营汤来清营分中的邪热、保护阴液，使阴液充长，阳气得以调和，就能自然通过汗出而使病邪得解。但绝对不能用发汗的方法，以强发其汗。紫雪丹能清心包的邪热，开窍息风，所以也可配合应用。

【临床应用】本条清营汤治疗小儿暑痫。小儿脏腑柔弱，感暑热邪气，极易内传心营，营热阴伤，引动肝风，而致卒然痉厥，故治以清营透热、养阴生津之清营汤。单予清营汤即可，若病势重者，可加少量紫雪丹，效果更佳。由于成人体质有别于小儿，故治疗成人暑痫时，于清营汤中加钩藤、牡丹皮、羚羊角三药，清营透热与凉肝息风并举，以求早愈。

【案例】

1.赵玉敏医案：患儿，男，3岁。初诊症见高热烦渴，急躁不安，血尿，腹腔胀，肌肉疼痛，身上有斑疹，惊厥抽搐，舌质红，脉洪数，确诊为高热惊厥气血两燔，治则清热解毒，凉血息风。西药阿司匹林0.3g，醋氨酚0.3g口服，肌肉注射40万～80万U青霉素，加自拟中药清瘟效散，组方：生石膏12g，小生地12g，栀子10g，玄叶8g，知母8g，桔梗10g，赤芍9g，鲜竹叶9g，犀角9g，丹皮8g，黄连9g，黄芩8g，连翘8g，甘草5g。泻火解毒，凉血敛阴，服6剂症状减轻。西药继用1个疗程，中药继上方加郁金10g。服12剂症见痊愈，恢复健康。摘自：赵玉敏，刘欣.中西医结合治疗小儿高热惊厥症120例［J］.中国中医药现代远程教育，2010，08（19）：172.

6.暑温、湿温之辨

【原文】暑兼湿热，偏于暑之热者为暑温，多手太阴证而宜清，偏于暑之湿为湿温，多足太阴证而宜温；湿热平等者两解之，各宜分晓，不可混也。（上焦篇35）

【释义】暑邪的性质兼有湿与热两个方面。如感受的暑偏重于热，就发生暑温，大多表现为手太阴肺经热盛的病证，治疗宜用清法；如感受的暑邪偏重于湿，就发生湿温，大多表现为足太阴脾经湿盛的病证，治疗宜用温燥祛湿的方法。如感受的病邪湿与热并重，就应清热与祛湿同时施用。以上这些病证应通晓其不同之处，不能互相混淆。

【临床应用】在《内经》中有感受寒邪，先夏至日者为病温，后夏至日者为病暑的记载，表明了暑与温的病证虽有不同，但它们的病源是有联系的，所谓"流虽异而源则同"，因而在论述时就不能只论温而遗漏了暑，只论暑而遗漏了湿。加上历代有许多医家，对于温、暑、湿这三者，存在着蒙混不清的流弊，这是因为夏季温、暑、湿三气往往互相交杂而发病，本来也是很难条理分明的。

暑温，夏月暑气当令，气候炎热，人若正气素亏或劳倦过度而津伤气耗，则抗御外邪入侵的能力下降，暑热病邪即可乘虚袭人而发病。暑为火热之气，其性酷烈，传变迅速，多见入气分而无卫分过程。此即叶天士所谓"夏暑发自阳明"。暑性火热，易伤正气，尤多耗伤津液，甚或出现津气欲脱等危重征象。又因暑性炎热，易入心营或引动肝风，如邪在气分而不能及时清解，最易化火，深入心营，生痰生风，迅速出现痰热闭窍、风火相煽等危重病证。然夏季暑热既重，而雨湿较多，湿气亦重，临床多见暑温夹湿之证，即所谓"暑必夹湿"。至于治法，当遵"暑病首用辛凉，继用甘寒，终用甘酸敛津"为法。若暑热化火，内传心营，引起闭窍、动风等病变时，则须随证加减。后期余邪未清，气阴未复者，则当用益气养阴、清泄余热以善其后。

湿温，夏秋之际，湿邪之害，不同于暑。盖盛暑之时必兼湿，湿盛之时未必兼暑；暑邪只从外入，而湿邪兼于内外，唯"外邪入里，里湿为合"方能发病；暑邪为病骤而易见，湿邪为病缓而难知；湿热病四时皆有，湿温病则发于夏秋之间。湿为阴邪，其性重浊腻滞，与热相合，蕴蒸不化，阴阳交错，胶着难解，病程缠绵难愈。湿温病的治疗当先分湿与热的孰重孰轻，次辨病变所属部位，从而遣方用药，分解湿热，或淡渗利湿，或清化湿热，或苦温开泄，或苦辛通降，务须为湿热之邪寻求出路。

【案例】

1.周筱斋医案：朱某，男，7.5岁，1978年9月2日初诊。病程已历9日，热度稽留有汗不解，最高峰达40℃，今晨体温39.5℃，面色困顿，呛咳无痰，舌苔厚腻，脉搏徐缓，大便排行不畅，据述经西药治疗热撤不了，肠热并发气管炎，脏腑同病，亟拟清泄之剂主治。处方：青蒿梗6g，白薇6g，生桑白皮9g，金沸草（包）6g，生黄芩6g，浙贝母6g，焦山栀6g，飞滑石（包）9g，忍冬藤6g，广郁金6g，枇杷叶（去毛）2片，淡竹叶6g。1剂。二诊（9月3日）：昨服清泄之剂，热势至午夜后逐次挫退，今晨体温36℃，尤以舌苔边尖渐退，中部堆厚而色转老黄，大渴烦饮，小溲通利，大便能实，脉搏较起，唯呛咳不除，气息犹粗，是并发肺热症状，步原法求进，以冀更效。处方：金沸草（包）4.5g，炒黄芩4.5g，浙贝母6g，薄橘红4.5g，广郁金4.5g，青蒿梗4.5g，白薇4.5g，飞滑石（包）9g，忍冬藤6g，连心翘4.5g，淡竹叶4.5g，枇杷叶（去毛）2片。1剂。三诊（9月4日）：热度上午已得纯清，舌苔匀净，神态安和，大便行正黄色之条粪，渴饮已减，唯咳嗽未除，胸次现布白痦，腹部柔软，小溲畅行，症势大退，仍予清肺整肠。处方：浙贝母9g，广郁金6g，飞滑石（包）9g，赤茯苓6g，金沸草（包）6g，薄橘红6g，忍冬藤6g，生冬瓜仁9g，生苡仁9g，甜杏仁4.5g，枇杷叶2片。2剂。四诊（9月6日）：热已纯解，胃纳展拓得苏，索谷甚急，舌心略显黄腻，唯咳嗽未除，所幸气息能平，痰可流活，神态安适而活泼，拟清肺整肠两治，以冀肃净。处方：浙贝母6g，甜杏仁6g，炒谷芽9g，生冬瓜仁9g，云茯苓6g，橘白6g，生苡仁9g，蒸百部6g，粉甘草2.4g，焦六神曲6g，稆豆衣6g，枇杷叶2片（去毛）。2剂。药后咳减而未愈，大便转实，继以原方加减，咳嗽渐止而告痊愈。按：夏季湿热郁蒸，脾胃气弱，水谷运化不健，湿胜内蕴为热。肺与大肠相表里，邪气犯肺，必生咳嗽喘促。"诸病喘满，皆属于热。"缘于湿热，治当清泄，药用青蒿、白薇、金沸草、黄芩清热透邪，滑石、山栀清热利湿。身热得降，湿亦借白痦外达。湿与热解，方转清肺宁咳、利湿整肠为治。摘自：周仲瑛，叶放，周珉.周筱斋教授辨治外感热病学术思想与临床经验［J］.江苏中医药，2016，48（04）：1-5.

7.伏暑概念

【原文】长夏受暑，过夏而发者，名曰伏暑，霜未降而发者少轻，霜既降而发者则重，冬日发者尤重，子、午、丑、未之年为多也。（上焦篇36）

【释义】在长夏季节感受暑邪，当时未发病，而过了夏季才发病的，称为伏暑。如在霜降之前发病的，病情较轻，如在霜降之后发病的，病情就较重，而到冬天才发病的，病情更重。本病一般在子、午、丑、未的年份较为多见。

在长夏季节，暑邪较盛，正气壮实的人不会感受外邪而发病；体质稍弱的，虽可感受病邪，但病情甚轻，只是感到短时间的头晕而已，最多也不过半天就可以自愈了；再其次的，在感受外邪后就立即发病；还有一种因正气较虚而不立即发病的，病邪可以藏伏在骨髓之内或分肉之间。由于正气虚弱，不能抵抗外邪，逐邪外出，所以一定要等到秋季，受秋凉之气的搏击，内伏的暑邪才能向外发出。秋主令为金凉之气，本来就可以消退暑热之气。此时金凉之气要退暑邪，伏藏于体内的暑邪无所避藏，所以就发为伏暑病。另外，还有一种情况，人体的正气虚弱已极，虽然处于秋季，秋凉之气仍不能使内伏的暑邪外出发病，就必须要等到深秋季节天已大凉，甚至到初冬之时天已寒冷，由这种寒冷之气逼迫而使暑邪外出发病，因而病情特别严重。

【临床应用】对伏暑的概念，《温病条辨》明确提出的是在长夏时感受暑邪，到秋冬而发的一种温病。"霜未降而发者少轻，霜既降而发者则重，冬日发者尤重，子午丑未之年为多也。"在本条中对感受暑邪当时不发的原因及伏暑病的轻重和发病季节、发病年份关系的论述似乎较为勉强，在临床上，病情的轻重除了与发病季节有一定关系外，还与感邪之轻重，治疗是否得当以及病人的全身状况等许多因素相关。现在医学已经揭示了人体的免疫功能强弱与感受病原体后是否发病，潜伏期长短，发病轻重等确实有一定的关系，这与吴鞠通的观点有相似之处。

【案例】

1.张夏医案：刘某某，男，28岁，住院号2260。患者于入院前15天始发低烧37.5℃，无其他明显不适。10天前始发高烧38.2℃以上，热型为午后2～3点发热，至夜11点达高峰，体温可达40℃，至天明得汗热退。盗汗较重，无其他伴随证状。3天前始觉下肢软瘫，不能自立走路，必借助他物才能行走。查血、尿、便常规、胸X片、肝功能、嗜酸细胞计数、肥达氏等均无异常发现。曾用过抗生素类、磺胺类、解热镇痛类、抗风湿类、抗病毒类、维生素等类药物及中成药，均无效果。本院急诊以"发烧待查"收入院。入院后查体未发现阳性体征。午后发热，至夜热甚，天明得汗乃退。为伏暑发热之热型。时值秋后、立冬之前，当为伏暑晚发。皮肤湿冷，疲乏无力，头晕嗜卧，饮食少思，不欲饮水，舌苔腻浊满布，脉缓滑，显为湿重于热之象。且大便色深不爽，小溲赤黄量多。治宜温运中气、导湿下行，佐以清渗。先用本文湿重型①方，即大桔皮汤加味：陈皮18g，苍术6g，赤苓18g，猪苓12g，滑石24g，泽泻10g，槟榔15g，肉桂2g，木通5g，茵陈10g，水煎服，每4小时1次。患者自午后1点始服上方第一剂，当日午后至夜间体温最高仅37.7℃，次日体温即降至37℃以下，自觉头晕嗜卧、腿软无力减轻，食欲渐升，尿畅便通，精神渐佳，舌苔腻浊已化。入院后第四天始午后至夜间体温稍升37.2℃～37.3℃，纳稍差，口不欲饮，舌苔中部稍黄腻。给本文②方，即枳实导滞丸加减：枳实5g，神曲5g，黄芩3g，赤苓3g，生白术3g，酒军10g，黄连3g，泽泻2g。日3服（方

①1次，方②2次）。服药体温渐降，大便每日2次，为黏溏酱便，饮食渐佳。2日后即完全不热了，体温37℃以下。大便稍稀，乏力，以藿朴胃苓汤、香砂平胃丸调理1周而痊。出院后随访一切良好。摘自：张夏.学习俞根初、何廉臣伏暑晚发论的体会［J］.成都中医学院学报，1985（04）：34-37.

8.伏暑证候

【原文】头痛微恶寒，面赤烦渴，舌白，脉濡而数者，虽在冬月，犹为太阴伏暑也。（上焦篇37）

【释义】患者如出现头痛，有轻度的怕冷，而面部红赤，心烦口渴，舌苔白，脉濡数等症状，虽在冬天，也要考虑为手太阴伏暑病。

患者见到头痛、轻度怕冷，与伤寒初起寒邪在表病证的表现相同，但又有面色红赤，心烦而口渴，表明并非是伤寒。与伤寒阳明证有些相类似，但因其脉是濡而数，而不是伤寒阳明证的洪大脉，所以也决不是伤寒阳明证。从脉来看，寒邪在表脉紧，风邪在表脉缓，暑病初起即见到弱脉。濡脉也是一种弱脉的表现，所以说，濡为弱的征象，而弱为濡的本体。濡脉是卦爻离中虚的表现，也就是火的表现，而紧脉是卦爻中坎中满的表现，也就是水的表现。火的性质属热，水的性质属寒，象征各不相同，性质迥然有别。怎奈何世上的人却都把伏暑作为伤寒来治疗，所用的药物也是治疗伤寒足太阳经等六经病变所用的羌活、葛根、柴胡、黄芩等，每每能害人性命。伤寒与伏暑，征象不同，性质完全不同，所以虽然在冬日发病，只要符合伏暑的病证特点，但还应认定其为伏暑，当然，发于秋季的更要考虑到伏暑。伏暑与伤寒好像男与女一样，有绝对的区别，伏暑是外现实象而内在正气已虚，伤寒则是外有虚象，而内里正气尚实，二者截然不同，怎么可以混淆呢？

【临床应用】伏暑初起多为表里同病，故总的治疗原则为解表清里。然里证有在气在营之分，若是气分兼表，则宜解表清暑化湿；若是营分兼表，则宜解表清营；如表邪已解而暑湿之邪郁于少阳气分，则宜清泄少阳，分消湿热；如湿热挟滞而郁于肠腑，则须苦辛通降导滞通便，以疏通其郁热湿滞；若暑湿完全化燥而进入营血，出现邪闭心包、热盛动血或肝风内动等证，其治法与一般温病邪入营血者相同。

【案例】

1.范慕萱医案：万献廷先生夫人，年届七旬。己未七月，偶然食后当风，遂恶寒发热，久之，每晚病作，其形如疟。迎医治之，曰：外感风寒，内伤饮食，易与耳。遂以柴、前、荆、姜、槟、楂、砂、朴予服，乃至舌干大渴，苔黑中裂，心热如焚，胸痞如结，呕逆不止，痰中带血；每至日西，恶寒发热。请余诊之：左脉弦滑，右脉微细。余曰："此伏暑病也。"方用生石膏、肥知母、炒栀子、杭白芍、左金丸、润元参、杭寸冬、细生地、瓜蒌仁、枇杷叶、炙枳实、制鳖甲、川贝母、鲜竹茹、犀角尖、嫩芦根等，嘱用大器煎药成汤，频频服之。而渠家以药太寒凉不敢多服，复诊时，立案曰：右脉虚软，胃津亏矣，而舌苔褐硬糙手，非大黄莫解，但胃津太虚，恐不任药，故前方未用。至于左脉依然滑数，厥阴之热尤甚，前嘱一日夜服药八茶杯，今二日夜乃服三茶杯，此非药轻之故，药缓之故耳。然尚能烦渴渐止，口鼻渐润，表热上午退尽，况多服乎？仍主前法，于方中去元参、左金、鳖甲，而加入人中黄。次日脉之，肝胆之火犹盛，胃津仍虚，且喜烦渴更减，舌津稍回，潮热已清，颇能进食。乃于前方中去石膏、知母、瓜蒌、人中黄、犀角，加甘草、石斛、旋覆花、鳖甲、龟板各八钱，煮汁煎药。服后诸症去十之八九，而增出昏晕不能坐视，似乎弱极，不知此乃痰也。询病人平素本有此证，呕痰则已，今久不呕痰，故因病而发耳。乃用瓜蒌，再加胆草、阿胶、羚羊角、西洋参于前方中，而以梨汁、藕汁冲服。二剂后去龙胆、羚羊角，调理匝月而痊。摘自：方方.范慕萱治疗伏暑经验〔J〕.湖北中医杂志，2013，35（04）：26-28.

9.阳明温病提纲证

【原文】面目俱赤，语声重浊，呼吸俱粗，大便闭，小便涩，舌苔老黄，甚则黑有芒刺，但恶热，不恶寒，日晡益甚者，传至中焦，阳明温病也。脉浮洪躁甚者，白虎汤主之；脉沉数有力，甚则脉体反小而实者，大承气汤主之。暑温、湿温、温疟，不在此例。（中焦篇1）

【释义】风温、温热、温疫、温毒、冬温等温病，出现面部和眼白发红，说话声音重浊，呼气和吸气都很粗大，大便闭结不通，小便短赤不畅，舌苔呈老黄色，甚至色黑而粗糙起刺，病人只觉得恶热，不觉得恶寒，热势亢盛，下午到傍晚更加明显，这表示病邪已传入中焦阳明，称为阳明温病。脉象浮洪而躁急的，用白虎汤治疗；脉象沉数而有力，甚至反表现为小而实的，用大承气汤治疗。暑温、湿温、温疟等疾病，不在这条的讨论范围。

【临床应用】 阳明经证系阳明无形邪热亢盛，充斥表里，故其脉形浮洪躁甚，治疗当用白虎汤清之，阳明腑证系热邪与燥屎互结于肠腑，故其脉形沉数有力，甚则小而实，治疗当用大承气汤下之。但攻下之法易耗阴伤正，用时宜慎，一般应见舌苔老黄或黑有芒刺，脉沉实，确属热结肠腑者方可用下。当然，也强调不可等待痞满燥实坚诸症俱备而坐失时机。

【案例】

1.郭志生医案：刘某，男，20岁，民工。受凉后出现高热，体温波动在38.5℃～40.5℃之间，同时伴有头痛、身痛、汗出、全身困乏、口渴欲饮，大便干，两日未解。先后服用感冒通、螺旋霉素片等药物，并在附近诊所用头孢噻肟钠针、地塞米松针等药物治疗2天，诸症不解，夜间体温39.5℃而急诊求治。化验：白细胞9.5×10^9/L，红细胞5.0×10^{12}/L，血红蛋白150g/L，中性粒细胞比率0.75，淋巴细胞比率0.21。查体：意识清，心率96次/min；呼吸音粗，双肺未闻及明显干湿啰音，巴彬斯基征阴性，脑膜刺激征阴性。发热，体温39.2℃，头痛连及颈项，时有汗出，口渴欲饮，小便利，大便干，舌质红，苔白，脉洪大有力。脉症合参，辨属阳明气分热盛证，方用白虎汤加味：生石膏20g，知母9g，甘草3g，金银花20g，连翘20g，蔓荆子15g，粳米9g。1剂，水适量，武火急煎，以米烂为度，频服不拘时。服药后2h，大便1次，4h后体温渐降至37.8℃，6h后恢复至正常体温，无反复，诸症若失。摘自：郭志生.白虎汤治疗高热验案［J］.河南中医，2009，29（11）：1058-1059.

10.斑疹治禁

【原文】斑疹，用升提则衄，或厥，或呛咳，或昏痉，用壅补则瞀乱。（中焦篇23）

【释义】瞀乱：指心中闷乱，头目昏眩。温病外发斑疹，如果用具有升散提举作用的方药进行治疗，就会引起衄血，有的会导致肢体厥冷，有的会发生呛咳，有的甚至会造成神昏痉厥。如果用滋补壅滞的方药进行治疗，就会导致神志昏乱。

以上所说的是治疗斑疹的禁忌。温病发生斑疹，说明病邪已深入血络，此时只宜采用轻宣凉解的方法治疗。如果用柴胡、升麻等性味辛温的药物，会使少阳之气直升于上，造成邪热挟血上逆从清窍而出，产生衄血现象。过分升举，必然会导致下元亏竭，下元亏竭则会使阳气不能外布而肢体清冷不温。肺为人体脏腑的华盖，热毒之气上升则熏灼于肺，所以必然生呛咳。心位于上焦，在胸腔之中，受到被升提的火热之气摧残逼迫，定会导致神昏痉厥。如果使用滋补壅滞的药物，致使病邪外出的道路被阻塞，而络脉比经脉更细，与心紧密相关，各种疮疡及痛痒等病证都属于心的病变，当热邪不能外出时，就必然会通过经络而内犯于心，怎么会不发生神志昏乱呢？

【临床应用】温病斑疹禁升提、禁壅补。温病发斑，说明邪热已内陷营血，如叶天士所云：入血就恐耗血动血，直须凉血散血。故治疗应以凉血解毒为主。如夹疹者，因"疹发于肺"，故可配合轻宣透发之品，即"轻宣凉解"之法。若误用柴胡、升麻等辛温之品，直升少阳，则血循清道上逆则衄，肺受热毒之熏蒸则呛咳，上闭下脱，心阳受损则上厥、昏痉。又斑疹本为邪热之证，治当清解，若误用壅补，无异火上浇油，则生督乱。故温病斑疹当禁升提，禁壅补。然在临床中如遇正气大虚不能托毒于外而致斑疹之毒内陷，症见身冷肢厥，斑疹突然隐没或色不鲜活、晦暗等又当急以温补及升提之法以托毒外出，则非禁忌之法。对于温病发生斑疹而又同时具有阳明腑证，症见大便不通，腑气壅滞者，可用调胃承气汤轻下，使腑气得通，则邪热得以外泄，斑疹透发，邪有出路。若峻下猛攻，损伤脾阳，则易致邪气内陷之逆证尔。因此温病斑疹阳明证者，宜轻下，中病即止，忌峻下。

【案例】

1.宋攀医案：患者，女，37岁。主诉：周身泛发鳞屑性红斑反复发作20年，加重1个月。刻诊：后背大片红色斑块，上覆鳞屑，四肢为小片斑块，皮损春秋季重，伴白发多，无光泽，面色萎黄，咽部充血，大便二三日一行，偏干，舌暗，苔薄黄，脉沉而细滑。西医诊断：斑块型银屑病；中医诊断：白疕。治法：疏风散寒，活血调营。方药：麻黄汤合四物汤加减。处方：蜜麻黄9g，桂枝6g，炒杏仁9g，当归10g，白芍10g，生地黄15g，川芎9g，炙甘草6g。1个月后复诊，已无新疹，后背大片斑块散开呈环状。

守方续服，以巩固疗效。摘自：宋攀，华华，刘瓦利.浅析温病学"斑疹"在皮肤病诊疗中的应用［J］.中医杂志，2015，56（24）：2130-2132.

11.淡渗之禁

【原文】温病小便不利者，淡渗不可与也，忌五苓、八正辈。（中焦篇30）

【释义】温病患者出现小便不利的症状，不可使用淡渗利尿的药物，忌用五苓散、八正散之类的方剂。本条所述是温病禁用淡渗的情况。温热病火热有余而水液不足，因而治疗应以滋补阴液、清热泻火为首要任务，怎么可以再用淡渗利尿的药物来耗损阳气、燥伤津液呢？凡见小便不利，首先应考虑是否津液不继所引起，而不得妄利其小便。淡渗如茯苓、泽泻，唯温邪夹湿者为宜，无湿而小便不利，增液犹恐不及，妄利则更损其阴，故曰"不可与"。

对于温病阴伤而小便不利者，其治疗当滋阴以益其水源，泻火以除其邪。如反投以淡渗，强利其尿，势必更耗竭其阴，因而不可用五等散、八正散之类。对其治法可参《温病条辨》中焦篇二十九条，用甘苦合化法，予冬地三黄汤。

【临床应用】在临床上，温病小便不利多是热邪伤阴液而导致膀胱无水也，治疗应以清热养阴生津为大法，则热去津回而小便自通也，如冬地三黄汤之甘苦合化也。不能见小便不利而滥用淡渗利尿之剂，若误用淡渗之法，则助热邪而进一步耗伤阴液，则生变证也。然而温病而小便不利原因很多，若其人水热互结下焦，用猪苓汤又有何不可？又有素体湿盛之人，感受温邪，热与湿合，阻滞于下焦而致小便不利，则非渗下而不可解也，可用木通、车前、滑石之品，即治湿热不利小便非其治也，配清热化湿之药。此即《内经》所言："有故无殒，亦无殒也。"

【案例】

1.文生医案：皇甫姓，男，34岁，江宁人。流行性出血热，病进入少尿期，体温38℃，发热不高，口渴不饮，不时鼻衄，心烦，呃逆频作，大便3日未行，小便未行，舌苔焦黄，脉象沉数。病因热入血分，阴液亏损，热结膀胱。治宜清热凉血，滋阴利尿。仿冬地三黄汤意：麦冬20g，鲜生地30g，黄柏10g，黄芩10g，黄连4g，竹叶15g，甘草5g，茅根30g，芦根30g。服药1剂，小便未行，大便不通，病转危急。热结二阳，当用导赤承气汤加味，攻下二阳，如得大小便方能脱险，改用原方加大黄10g，芒硝10g。服药1剂，大便2次，小便通行，病由危转安。大便通畅，当复其阴，仍用冬地三黄汤加减调治，病转入多尿期，后用滋阴益肾之剂调治，病愈出院。摘自：文生，李昌鹏，杨宁.温热类温病"甘苦合化阴气利小便法"的应用探讨［J］.国医论坛，2010，25（02）：8-10.

12.苦寒之禁

【原文】 温病燥热，欲解燥者，先滋其干，不可纯用苦寒也，服之反燥甚。（中焦篇31）

【释义】温病患者出现燥热的症状，要想解除这些症状，必须先滋润将要干涸的津液，千万不可仅仅使用苦寒的药物，如果单纯投用苦寒药，反而会使燥热症状更加严重。本条讨论的是温病使用苦寒药的禁忌。温病的特点是邪热亢盛，不能用淡渗药的道理很容易明白，但是把苦寒药也列入禁忌之中，则不易明了其中的道理。一般医生都知道苦能降火，寒能泻热，因而毫无顾忌地使用苦寒药治疗温病而没有任何疑义。却不知道苦味有先入于心的作用特点，容易化燥耗损阴液，如果服用苦寒药后不见效，越用则越容易化燥伤阴。

【临床应用】温病燥热炽烈，有阴液耗伤者，不可纯用甘寒之品，若滥用苦寒，反能化燥伤阴，应以甘苦合化之法用苦寒滋润为主，配合苦寒泻火。临床上一般在温病过程中苦寒之禁有二：其一，指燥热炽烈，阴液耗伤者，不能但用苦寒药，应用滋阴加清热之品；其二，阴虚内热者，先滋其子（据肺胃肝肾之阴虚不同而分别治之），禁用苦寒，但也不能绝对化。如湿热内阻，津不上承者则不为此禁。

【案例】

1.靳建旭医案：患者张某，男，75岁。以间断发热（37.5℃～38.8℃）1月余为主诉入院。发热以午后夜间明显，无恶寒，身热不甚，久留不退，手足心热。入院前曾应用多种抗生素抗菌消炎，效不佳。入院查体：T 38.6℃，颜面潮红少津，双肺呼吸音清，两肺底可闻及少量湿鸣音，心率118次/min，律齐，余无异常，舌红少苔，脉细数。入院诊断：发热待查；肺部感染。继用第三代头孢类抗生素头孢噻圬钠2.0g 2次/天静推，1周后午后发热仍有反复，查体时发现口腔真菌感染（系长期应用抗生素所致）。综合分析，患者长期进食少，全身营养状况差，复加久病耗气伤阴，阴虚，邪留阴分而发热，调整治疗，停用抗生素，以滋阴生津为主，中药汤剂方用沙参麦冬汤加味：沙参、麦冬、生石膏各20g，玉竹、生扁豆、生地、赤芍各15g，天花粉30g，知母10g，生甘草5g，水煎服，1天1剂。同时增加静脉补液量，24h 1500～2000ml。1周后体温降至37.4℃以下，逐渐减少补液量，上方中生石膏减量继服1周，发热无反复，停止静脉输液，上方去生石膏后继服7剂出院。随访半年无复发。摘自：靳建旭，刘文胜.温病滋阴法治疗长期低热的体会［J］.陕西中医，2005，26（04）：382.

13.预防食复

【原文】阳明温病，下后热退，不可即食，食者必复；周十二时后，缓缓与食，先取清者，勿令饱，饱则必复，复必重也。（中焦篇32）

【释义】阳明温病，运用攻下法治疗后热势已退，此时不可立即大量进食，如果大量进食，必然会引起病情复发，称为食复。应在热退24小时后再缓缓给予食物，并注意先进食清淡易消化的食物，不要让病人吃得过饱，过饱也会导致病情的复发。如果发生食复，病情必然要比原来的更为严重。

本条讨论的是温病攻下后禁忌暴食的问题。攻下后热势虽然减退，但余热往往未尽。邪热是一种无形无质的病邪，常常要借助于有形有质的东西作为依附，因此在温病攻下以后必须采取坚壁清野的方法，不要让病人立即进食。等一天后，才可稍微吃一些十分清淡而质稀的东西，如果进食的食物质地较厚浊，或吃得太多，就必然会导致病情复发。文中提到"勿"，是禁止的意思；"必"则是相当肯定的意思。

【临床应用】热病热退之后，胃气尚虚，余邪未尽，病人思食者，先进清粥汤，次进浓粥汤，亦须少少与之，切勿任意过食。若纳谷太骤，每多不及消化，余邪加食滞而复发热者，名曰食复。食复之证，有轻有重，轻者损谷即愈，重者重复发热，每较原发之证为重。例如湿温病就是如此。多数温病在热退之后，余焰尚存，得食则邪复聚，所谓无形质之邪，每借有形质为依附。吴氏所以这样特别强调，是有一定根据的，临证时切不可忽视。温病缓后本宜适当劳动，使其气血流通，健康容易恢复，并及时增加一些营养，《内经》所谓"食养尽之"有一定的参考意义。但过度劳动，或过量饮食，就可能复病，所以痊后的调理，实际上比药物治疗更为重要。

【案例】

1.王惠琴医案：孟某某，足背疔，初诊时身大热、头痛、足背红肿疼痛、烦躁不安，经治疗热退身凉，唯足背疮口尚未痊愈，一日中午饱食火锅一顿，夜半时足背复又红肿疼痛，身热，体温39.2℃。此类病例不胜枚举。在临床上我们对热病患者，常嘱其禁食辛辣、鱼、虾、牛、羊、鸡、鸭、鹅、狗、猪、驴、马等肉食，宜清淡爽口的饮食。摘自：王惠琴，张美君.论热病之"食复"［J］.中医药学报，1996（03）：7.

14.数下亡阴之戒

【原文】阳明温病，下后脉静，身不热，舌上津回，十数日不大便，可与益胃、增液辈，断不可再与承气也。下后舌苔未尽退，口微渴，面微赤，脉微数，身微热，日浅者，亦与增液辈。日深舌微干者，属下焦复脉法也。勿轻与承气，轻与者肺燥而咳，脾滑而泄，热反不除，渴反甚也，百日死。（中焦篇33）

【释义】阳明温病，使用攻下法后病人的脉象转为平静，身热已退，干燥的舌面也逐渐转为湿润有津，但是十多天不解大便，此时可以用益胃汤、增液汤之类的方剂治疗，千万不可再投用承气汤。攻下以后黄燥的舌苔尚未完全消退，有轻微口渴，颜面稍稍发红，脉象微数，身有低热，如果病情一天比一天减轻的，可用增液汤治疗；如果病情逐渐加重，并且舌面干燥少津的，属于下焦病证，应当用复脉汤治疗。切不可轻率地投用承气汤，假如误用承气汤，会导致患者肺阴干燥而呛咳，脾气大虚而滑泄，身热和口渴反而加重，往往迁延到一百天左右就会死亡。本节指出数下亡阴，而致大便不下者，断不可妄用攻下。温病本易伤液，数下之后，势必更伤其液，此时常见液亏而大便不下，必须详审脉证，酌用生津养液之药，而断不可再与攻下。其一，脉静身凉，舌上津回，但十数日不大便，此为肠胃津液受伤过甚，虽舌上津回，胃肠尚乏液润，此时不可攻下，但与复阴，阴液复则便自通。其二，脉虽不躁而未静，身虽不壮热而未凉，如有十数日不大便，很容易为人误诊为邪气未尽，必议再下，在又可书中不乏再下的例子，其实，大毒治病，十衰其六，而但予存阴泄热，断不误事。当然，如下后邪气复聚，大热大渴，面正赤，脉躁甚者，又不在此例。其三，如果邪气已深，舌微干而不大便，必须考虑下焦复脉一法，忌用承气攻下。总之，上面的例子都忌用苦寒下夺，下后胃阴更伤，肺之母病为燥所逼，焉得不咳，咳久阴伤，则必身热渴饮，再就是下夺又可能伤及脾气，脾气一伤，必致滑泄，而热反不除，日久而成虚损，后果必然不良。

【临床应用】温病攻下后，邪热已衰而见脉静，身不热，多日不大便者，此为肠道津液干涸所致，不能再用攻下，宜益胃汤或增液汤，滋养肺胃或润肠增液，即使仍有余热，也应养阴为主，以滋阴退热。若余热较著者，可少佐清退余热之法，不能妄用苦寒攻下，若误用攻下，必伤肺胃之阴而致燥咳，或伤脾气而致滑泻。吴鞠通此条主要指温病下后津伤不大便，禁用苦寒攻下之法，作为临证指导，有一定意义。但临床上一定要辨证准确，出现大便不通，当辨清属热结还是津伤，若为热结，即使在下后，也可再用下法，反之若为津伤便秘，即使未用下法，也当禁用下法。另外，临床上不是数下后都伤阴，也有伤阳者，应辨证论治，不可绝对化。

【案例】

1.杜高勇医案：一女性患者，36岁，发热月余，中西医治疗不效，来诊时体温39℃，午后热盛，不恶寒，但恶热，颜面潮红，唇干口燥，心烦不寐，五心烦热，大便干结，小便黄赤，舌红无苔，六脉细数。时值初春，询问病史，知患者偶感时邪，前医治以辛温发汗，汗出而热不解；又视其大便不通，则予通下，便通而热不退。参合脉证，结合病史，原系春温误汗误下，气阴两伤，阴虚阳浮，仿益胃汤加味，以撤热邪。药用沙参、麦冬、生地黄、玉竹、石斛、青蒿、鳖甲，每日1剂，5天后热退身凉，诸症悉却。摘自：杜高勇，陈中沛.浅识吴鞠通在温病急症中运用下法的经验［J］.中国中医急症，2011，20（06）：931-932.

15.汗论

【原文】汗也者，合阳气阴精蒸化而出者也。《内经》云："人之汗，以天地之雨名之。"盖汗之为物，以阳气为运用，以阴精为材料。阴精有余，阳气不足，则汗不能自出，不出则死；阳气有余，阴精不足，多能自出，再发则痉，痉亦死；或熏灼而不出，不出亦死也。其有阴精有余，阳气不足，又为寒邪肃杀之气所搏，不能自出者，必用辛温味薄急走之药，以运用其阳气，仲景之治伤寒是也。《伤寒》一书，始终以救阳气为主。其有阳气有余，阴精不足，又为温热升发之气所铄，而汗自出，或不出者，必用辛凉以止其自出之汗，用甘凉甘润培养其阴精为材料，以为正汗之地，本论之治温热是也。本论始终以救阴精为主，此伤寒所以不可不发汗，温热病断不可发汗之大较也。唐宋以来，多昧于此，是以人各著一伤寒书，而病温热者之祸亟矣。呜呼！天道欤？抑人事欤？（杂说·汗论）

【释义】汗，是人体的阴精通过阳气的蒸化作用而从皮肤排出的一种液体。《内经》中说："人体的汗，可用天地之间的雨来比喻。"这是因为，汗液的本身是用阴精作材料，又依靠了体内阳气的鼓舞，才能排出体外的。如果阴精有余而阳气不足，就不能蒸化汗液而排汗外出，如阳气极度衰弱，那是一种很危险的病证。反之，如阳热亢盛而阴精不足，每可表现为有汗，此时再用辛温发汗的方法就会导致体内阴液的进一步耗伤，甚至使筋脉失去滋养，而发生抽筋，即是痉证，而痉证也是非常危险的病证。对于这种病证，如用熏灼疗法来强发其汗，但仍无汗的，表明体内的阴液已十分亏虚，也是一种很危险的病证。一般来说，阴精没有受到明显的损伤，但体内阳气不足，又感受具有肃杀收引性质寒邪的病证，没有汗出，对这种病证的治疗，必须用辛温味薄，发散力量较强的药物，来鼓动阳气，驱散寒邪，这就是张仲景《伤寒论》中对伤寒初起的治法。所以说，《伤寒论》一书自始至终都是以救护阳气为主要的治疗原则。另有一种情况，是素体阳气较盛，而阴液较虚，又感受了温热性质的病邪，温热之邪内盛进一步又耗伤了体内的阴液。其中有邪热内盛而迫津外出引起出汗的，也有因体内阴液不足，汗源匮乏而无汗出的两种情况。对有汗的，可用辛凉疏散清热方药清泄体内之热，则汗可自止；而对无汗的，可用甘凉滋润的方药培补阴液，以增加体内汗液的来源。这就是本书所要论述的治疗温病的方法。因而可以说，本书自始至终都是把救护阴液作为主要的治法。总的来说，这就是对伤寒初起不能辛温发汗方法的区别之所在。然而，自唐宋以来，许多医家，对此却搞不清楚，各人对《伤寒论》进行注释，写了不少的《伤寒论》注本，但对伤寒和温病证治却未能区分，所以用治疗伤寒的方法来治温病，给温病患者造成了极大的不幸。啊！这是天意命运的安排呢？还是人为所造成的呢？

【临床应用】出汗，必须赖阳气为之鼓动，然亦须有阴津为之资助。伤寒为人体受寒邪肃杀之气所搏使阳气不得伸，无从发挥鼓动之力，故汗不出。汗不出则邪不去，必用辛温味薄急走之药，以助阳气而发汗，汗出而邪自退。温病则不同，是人体为温热之气所伤，此时邪热熏蒸，常自汗出，必用辛凉透邪，使邪热退而熏蒸之汗自止。也有的病人因热灼津伤，无源作汗而汗不出，其性质与伤寒之阳不伸而汗不出者不同，必用甘凉甘润之药，以滋其化源，使邪从汗解。

【案例】

1.张锡纯医案：曾治一少年，孟夏长途劳役，得温病，医治半月不效。后愚诊视，其两目清白，静无所见。两手循衣摸床（自按：肝风已动），乱动不休，谵语不省人事。其大便从前滑泻，此时虽不滑泻，每日仍溏便一两次。脉浮数，右寸之浮尤甚（病还太阳，将汗之势），两尺按之即无（阳升阴不能应，汗何由作）。当用大润之剂，峻补真阴，济阴以应其阳，必能自汗。遂用熟地、玄参、阿胶、枸杞之类，重六七两，煎汤一大碗，徐徐温饮下，一日连进两剂，即日大汗而愈。摘自：张锡纯.医学衷中参西录［M］.太原：山西科学技术出版社，2010.

16.燥气论

【原文】前三焦篇所序之燥气，皆言化热伤津之证，治以辛甘微凉（金必克木，木受克，则子为母复仇，火来胜复类），未及寒化。盖燥气寒化，乃燥气之正，《素问》谓"阳明所至为清劲"是也。《素问》又谓"燥极而泽"（土为金母，水为金子也），本论多类及于寒湿、伏暑门中，如腹痛呕吐之类，《经》谓"燥淫所胜，民病善呕，心胁痛不能转侧"者是也。治以苦温，《内经》治燥之正法也。前人有六气之中，惟燥不为病之说。盖以燥统于寒（吴氏《素问》注云：寒统燥湿，暑统风火，故云寒暑六入也），而近于寒，凡见燥病，只以为寒，而不知其为燥也。合六气而观之，余俱主生，独燥主杀，岂不为病者乎？细读《素问》自知。再前三篇原为温病而设，而类及于暑温、湿温，其于伏暑、湿温门中，尤必三致意者，盖以秋日暑湿踞于内，新凉燥气加于外，燥湿兼至，最难界限清楚，稍不确当，其败坏不可胜言。《经》谓粗工治病，湿证未已，燥证复起，盖谓此也（湿有兼热兼寒，暑有兼风兼燥，燥有寒化热化。先将暑湿燥分开，再将寒热辨明，自有准的）。（杂说·燥气论）

【释义】本书前面的三焦篇中所论及的燥气，都是谈的燥气化热伤津的病证，所以对这类病证的治疗也是用辛甘微凉的方法（按五行生克的道理，金必然要克木，木受克后，木之子即火，要为母复仇，所以火就会克金，这

种燥的化气称为燥的复气），这类病变还没有发生燥气的
寒化。然而，燥气的寒化，是燥气的正常变化，正如《素
问》中所说："阳明燥金司天，在燥金胜气之时，天气就
会干燥而寒凉"，就是指的这种情况。《素问》又说"如
干燥到了极点，就会变得润泽"（这是因为土为金的母，
水为金的子，当燥金达到极点时，就会转化为寒水之气，
而变得润泽）。在本书中，这方面的内容大多数归在寒
湿、伏暑门中，如腹痛、呕吐这一类病证，就是《内经》
中所说的"燥气太过所引起的疾病，可使人发生呕吐，胸
胁部疼痛，不能转侧等病证"。对这种病证的治疗，是
以苦温化燥的方法为主，这是《内经》治疗燥气为病的正
法。前人曾经有过在风、寒、暑、湿、燥、火六气之中，
只有燥气不会致病这种说法。这是因为燥气统属在寒气之
例的缘故。（吴坤安在《素问》注释中说：寒气可统摄
燥、湿两气，暑气可统摄风、火两气，所以说寒与暑就包
括了六气。）可见燥气的性质与寒相近，因而在临床上往
往遇见了燥气致病，只知道是寒气为病，而不知道其中还
有燥气。把风、寒、暑、湿、燥、火这六气合起来看，其
余五气都是主生长的，而惟独燥气主肃杀，其余五气都能
致病，难道主肃杀的燥气反而不会致病吗？对于这一点，
如仔细读一下《素问》就可以知道了。本书前面的上中下
三篇原来都是为温病而写的，但同时也涉及了暑温、湿温
等病，特别是在伏暑、湿温门中，尤其作了反复的说明。
这是因为秋季时节，往往有暑湿盘踞在内，而又有新感的
凉燥之气加于外，如此一来，燥与湿二气兼并而至，很难

分清它们之间的界限，在治疗时如稍有疏忽，就会造成很严重的不良后果。在《内经》中指出，有些技术不高的医生在治病时，湿证还未治好，燥证的表现又出现了，就是指的这种情况。（当遇到湿气兼有热或兼有寒，暑气兼有风或兼有燥，燥气发生寒化或热化等情况，在治疗时，应先把暑、湿、燥气各自分开，再把寒与热的性质辨明，这样治疗起来就有正确的目标了。）

【临床应用】燥为秋令主气，外感燥邪有温燥和凉燥之别。初秋有夏火之余气，燥与热合，出现类似风热的症状，则为温燥；深秋有近冬之寒气，燥与寒合，出现类似风寒的症状，则为凉燥。外感燥邪，既具有外感病临床表现的一般特征，又有燥邪上犯上焦肺经，耗伤津液的症状，正如《素问·阴阳应象大论》所云："燥胜则干。"外燥重在辛散宣肺，其中温燥重在辛凉，以桑杏汤为代表方，可适当加用沙参、梨皮等养阴生津药；凉燥重在辛散透表，以杏苏散为代表，不宜多用甘寒养阴之品。

【案例】

1.唐承孝医案：王某，女，35岁，1984年10月20日初诊。咽干唇燥，干咳声嘶，咳则胁肋窜痛，服中西药已两月，偶见小效，旋又复作。来诊前先进银翘、杏苏，继又重剂甘寒濡润，加止咳品，冀图润肺截咳，反而呛咳气急，日夜频作，黏痰牵丝，咯出困难，胸闷膺痛，身酸拘紧，精神不爽，胃嘈纳少，腹胀气坠，便结欠畅，小溲色黄。舌干嫩红、苔薄，脉弦细数。体温正常。胸透：两肺门区纹理稍增粗。证属温燥，肺胃阴伤，肝气失宁，肺失清润肃降，胃肠气机膹郁。究属新感所发，亟宜开其郁闭，宣发为先导。前医之失，一是透邪未尽，一是早投重剂甘寒。处方：桑叶、杏仁、前胡、蒌皮、蛤壳各10g，蝉衣、僵蚕、薄荷、桔梗、川贝、木蝴蝶各6g，百合、淮小麦各30g，白芍12g，甘草6g。服3剂后，呛咳显减，痰变黏薄，气急初平，夜咳尤多，纳增便爽。按上方法去蝉、僵、薄，减桑、杏、前、蒌，加当归、熟地、沙参、麦冬、枇杷叶养血滋阴，纳肾肃肺。服5剂诸症悉平。嘱其继服3剂，以资巩固。随访至年底未见作咳。摘自：唐承孝.外感燥咳治验［J］.江苏中医杂志，1985（10）：31.

17.治病法论

【原文】治外感如将（兵贵神速，机圆法活，去邪务尽，善后务细，盖早平一日，即人少受一日之害）；治内伤如相（坐镇从容，神机默运，无功可言，无德可见，而人登寿域）。治上焦如羽（非轻不举）；治中焦如衡（非平不安）；治下焦如权（非重不沉）。（杂说·治病法论）

【释义】治疗外感疾病如同将军用兵一样（即如同用兵要贵在神速，应采取灵活机动的治疗方法，去除病邪一定要尽可能彻底，在邪去后对善后的调理也务必细致周到，因为疾病早日得愈，人就可少受一日的伤害）；治疗内伤杂病则如一个国家的宰相那样（即处理问题时要从容镇定，善于策划运筹，虽然看不到明显的功德，但能使广大群众保持身体健康而得长寿）。治疗上焦的病变，在用药时要如同羽毛那样（不用轻浮上升的药物就不能上举而达到在上的病位）；治疗中焦的病变，所用药物要如同秤杆应保持平衡一样（如不能平衡就不能得到安定）；治疗下焦的病变，在用药时如同秤上的砣一样（非要用性质沉重的药物才能直达在下的病位）。

【临床应用】本节提出了外感与内伤以及三焦分证的治疗原则。治外感如指挥作战，要掌握战机，还要灵活机动；治内伤则不同，内伤病势缓起，但恢复亦慢，不可急切图功，而应从容镇定，讲求策略，调理脏腑气血，使疾病逐步向愈。所以前人有治外感如将、治内伤如相的说法。邪在上焦，法取轻清，不要任意用苦重之药，过重反过病所，所以说"治上焦如羽"，邪在中焦，热势较盛，必平其亢厉，使归于平。或者湿热为患，伤害脾胃，必须视其湿与热之孰为偏重，而予以相应的治法，这便是所谓"治中焦如衡"；邪在下焦，此时肝肾之阴大伤，必须厚味滋填，或介类潜镇，以复其阴，而息其内动之虚风，这便是所谓"治下焦如权"。

【案例】

1.俞宜年医案：李某，2日来恶寒发热，咳喘，痰白而稀，俞师诊为表有寒邪，里有水饮，予小青龙汤散寒肃肺祛饮，服1剂，诸症显减。次日复诊，适俞师外出，由我应诊，我虑小青龙汤药力峻猛，改用杏苏饮，服2剂，症减不足言。三诊时，俞师以有是病即有是药，仍予小青龙汤，续服1剂而愈。摘自：俞长荣，俞宜年.治外感如将，治内伤如相［J］.辽宁中医杂志，1986（02）：36-37.

18.吴又可温病禁黄连论

【原文】唐宋以来，治温热病者，初用辛温发表，见病不为药衰，则恣用苦寒，大队芩、连、知、柏，愈服愈燥，河间且犯此弊。盖苦先入心，其化以燥，燥气化火，反见齿板黑，舌短黑，唇裂黑之象，火极而似水也。吴又可非之诚是，但又不识苦寒化燥之理，以为黄连守而不走，大黄走而不守。夫黄连不可轻用，大黄与黄连同一苦寒药，迅利于黄连百倍，反可轻用哉？余用普济消毒饮于温病初起，必去芩、连，畏其入里而犯中下焦也。于应用芩、连方内，必大队甘寒以监之，但令清热化阴，不令化燥。如阳亢不寐，火腑不通等证，于酒客便溏频数者，则重用之。湿温门则不惟不忌芩、连，仍重赖之，盖欲其化燥也。语云"药用当而通神"，医者之于药，何好何恶，惟当之是求。（杂说·吴又可温病禁黄连论）

【释义】自唐宋以来的很长时期内，医生在治疗温热病时，往往对始见的病证用辛温发汗解表的方法，在用药后，看到疾病没有减轻，就任意大量地用苦寒药物，如用许多黄芩、黄连、知母、黄柏等，在服下之后，非但热势不减，反而越用越化燥，津液耗伤越来越明显，甚至连刘河间也犯了这一个弊病。苦寒药化燥的原因，是因为苦味与心相合，所以服后能先入心，而且能化燥，津液消耗，以致燥气化火，热势亢盛，所以在临床上表现为牙齿干黑，舌短苔黑，唇开裂而黑等症状；这是火热极盛而发的黑色，即所谓"火极而似水"，与阴寒内盛所出现的黑色完全不同。吴又可对乱用苦寒而化燥化热的弊病提出批评，这是很对的，但可惜他不知道苦寒药之所以能化燥的道理，只是认为黄连的性质守而不走，而大黄的性质走而不守。这种说法不太正确。因为既然对温热病的治疗不能随便用黄连，而大黄与黄连都是属于苦寒性质的药物，大黄的通利作用快于黄连一百倍，怎么反而可以随随便便乱用呢？我在用普济消毒饮治疗温病初起时，一定要去掉方中的黄芩、黄连，其原因也是因为恐怕这些苦寒药能引邪入里，侵犯到中焦或下焦。即使在应当使用黄芩、黄连的处方中，我也一定要配合大量的甘寒养阴生津药来减少苦寒药对津液的耗伤，使得在发挥清除邪热作用的同时，能化生阴液，而不会有化燥的弊病。但对于表现为阳热亢盛而不能安寐，火腑不通而小便赤涩的病人，或平素嗜好饮酒，大便溏薄而次数频多的病人，就可以重用苦寒的药物。再如在湿温门中治疗湿温病，非但不忌用黄芩、黄连，反而要把苦寒药作为主药，这是因为要利用苦寒药的化燥祛湿作用。俗话说："用药确当，能够通神"。医生对于药物，不能有好恶的偏见，而应根据病情的需要正确地选择使用。

【临床应用】本节叙述苦寒化燥之理，力斥滥用苦寒之弊。苦寒化燥之理，作者在本书中焦篇31条已论及，此处则系作一专篇来讨论。至于作者评吴又可不识苦寒化燥之理，其实又可当时遇到的是一种湿热之疫，所以苦寒之药，不是绝不可用。又可虽反对妄投黄连，却主张用透达（如达原饮）、攻下（如承气汤）等方法宣通气机，祛除邪气，其论亦同样有参考价值。观又可与鞠通，均为温热名家，"治热以寒"之理，在他们不是不理解，对于苦寒类药，不是不用，却反对滥用，这一点，很值得临床上的注意。

【案例】

1.徐景藩医案：男性，29岁，病湿温5日，身热持续升高，有汗不解，胸中督闷，口干不多饮，夜寐欠安，舌灰腻，脉濡数，湿遏热伏，先予栀豉合鸡苏、蒿芩清胆汤，汗出较多，大便三日未行，腹中觉胀，缘起病之初，饮食不当，油腻面食杂进，是湿热与食积互滞，急予消导为主，大便得通，热臭而溏。舌苔黄糙而舌质绛，气分湿热未清，伤津入营均有可能，乃以黄连、石斛为主，取清瘟败毒饮之意，日服二剂。两天后身热退，退而未净，舌苔黄糙，质仍绛，乃加入石斛以微养其阴，翌日身热退至正常。此例亦系确诊为伤寒，入院后积极治疗，七天而体温退尽，嗣后恢复亦甚快。治法先从清热达邪，继予消导，续予甘苦泄热，最后又辅以养阴，在基本主导作用方面，是第三法。黄连与石膏同用，相得益彰，津不足再加石斛，其力更强。然石斛有滋腻恋湿之弊，黄连则能清热而兼燥湿，故湿温用黄连者多。摘自：徐景藩.学习温病条辨后对黄连治疗温病的体会［J］.中医杂志，1960（01）：62-66.

图书在版编目（CIP）数据

温病条辨临证精华 / 李彩云编著 . ——太原：山西
科学技术出版社，2018. 10

（中医四大经典与临床实践丛书）

ISBN 978-7-5377-5791-1

Ⅰ . ① 温… Ⅱ . ① 李… Ⅲ . ①《温病条辨》—研究

Ⅳ . ① R254.2

中国版本图书馆 CIP 数据核字（2018）第 233771 号

WENBINGTIAOBIAN LINZHENG JINGHUA
温病条辨临证精华

出　版　人：赵建伟
编　　著：李彩云
责 任 编 辑：郝志岗
封 面 设 计：吕雁军
出 版 发 行：山西出版传媒集团・山西科学技术出版社
地　　址：太原市建设南路 21 号
邮　　编：030012
编辑部电话：0351-4922072
发 行 电 话：0351-4922121
经　　销：各地新华书店
印　　刷：山西康全印刷有限公司
网　　址：www.sxkxjscbs.com
微　　信：sxkjcbs
开　　本：890mm × 1240mm　1/32
印　　张：8.5
字　　数：185 千字
版　　次：2018 年 10 月第 1 版　2018 年 10 月太原第 1 次印刷
书　　号：ISBN 978-7-5377-5791-1
定　　价：25.00 元

本社常年法律顾问：王葆柯

如发现印、装质量问题，影响阅读，请与印刷厂联系调换。